Anaesthesiology and Resuscitation
Anaesthesiologie und Wiederbelebung
Anesthésiologie et Réanimation

83

Anaesthesie im Alter

Bericht über das Symposion über Anaesthesie und Intensivtherapie im Alter am 6. und 7. Oktober 1972 in Mainz

Herausgegeben von

F. W. Ahnefeld und M. Halmágyi

Mit 32 Abbildungen

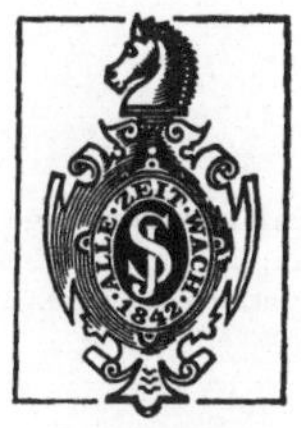

Springer-Verlag Berlin Heidelberg New York 1974

Library of Congress Cataloging in Publication Data

Symposion über Anaesthesie und Intensivtherapie im
Alter, Mainz, 1972.
Anaesthesie im Alter; Bericht.

(Anaesthesiologie und Wiederbelebung, 83)
One paper in English.
Bibliography: p.
1. Geriatric anesthesia--Congresses. I. Ahnefeld,
Friedrich Wilhelm, ed. II. Halmágyi, Miklós, ed.
III. Title. IV. Series: Anaesthesiology and resuscitation, 83. [DNLM: 1. Anesthesia--In old age--Congresses. 2. Intensive care units--Congresses.
W1 AN104E v. 83 / W0445 S989a 1972]
RD145.S95 1972 617'.967 74-13006

ISBN-13: 978-3-540-06764-1 e-ISBN-13: 978-3-642-65872-3
DOI: 10.1007/978-3-642-65872-3

Vorwort

Es überrascht nicht, daß Anaesthesieprobleme bei Alterspatienten anläßlich von Symposien und Kongressen immer wieder diskutiert werden. Die Vorbereitung und Durchführung, aber auch die Nachbehandlung verlangen wegen der eingeschränkten Leistungsreserven, insbesondere der Lungen-, Herz- und Kreislauffunktion im Alter, eine den individuellen Verhältnissen des Patienten angepaßte Gesamttherapie. Insbesondere muß es immer wieder in Erwägung gezogen werden, daß Alterspatienten eine massierte Synchrontherapie oft sehr schwer verkraften können. Die therapeutische Belastung darf nicht größer sein, als die Krankheit selbst. Darüber hinaus stellen die mannigfaltigen Erscheinungsformen der sogenannten Krankheiten im Alter zusätzlich Probleme bei der Vorbereitung, Durchführung und Nachbehandlung dar. Ein ausgewogener Therapieplan läßt sich nur durch eine intensive diagnostische Klärung und Auflösung eines oft vorhandenen Krankheitsbündels aufstellen. So verlangt die Vorbereitung der Alterspatienten zur Anaesthesie - wenn dies die operative Indikation zuläßt - stets Umsicht und Zeit.

Vorträge und Diskussionen, die anläßlich eines Symposions in Mainz über die Grundlagen der Anaesthesie im Alter stattfanden, werden in dem vorliegenden Band wiedergegeben. Es ist unsere Überzeugung, daß diese schriftliche Wiedergabe eine Entscheidungshilfe für die Lösung mehrerer klinisch-anaesthesiologischer Probleme bei der Behandlung von Alterspatienten darstellt.

Mainz, im August 1974 Die Herausgeber

Inhaltsverzeichnis

Verzeichnis der Referenten und Diskussionsteilnehmer

Prof. Dr. F. W. AHNEFELD
Department für Anaesthesiologie der Universität Ulm
7900 Ulm (Donau)

Prof. Dr. A. ARONSKI
Akademia Medyczna, Zaklad Anestezjologii i Reanimacji
Wroclaw

Prof. Dr. H. BERGMANN
Institut für Anaesthesie
All. öffentl. Krankenhaus der Stadt Linz
Linz (Donau)/Österreich

Dr. F. EICHHOLZ
6500 Mainz (Rhein)
Alfred-Mumbächer-Straße 30

Prof. Dr. F. F. FOLDES
Department of Anesthesiology
Montefiori Hospital and Medical Center
Bronx, N. Y./USA

Prof. Dr. H. U. GERBERSHAGEN
Institut für Anaesthesiologie der Universität Mainz
6500 Mainz (Rhein)

Prof. Dr. M. HALMAGYI
Institut für Anaesthesiologie der Universität Mainz
6500 Mainz (Rhein)

Prof. Dr. E. KESSLER
Chirurgische Klinik der Universität Mainz
6500 Mainz (Rhein)

Prof. Dr. H. LEICHER
6500 Mainz (Rhein)
Am Frankenhag 9 a

Dr. P. ASLANKA
Akademia Medyczna, Zaklad Anestezjologii i Reanimacji
Wroclaw

Dr. J. MEYER
Institut für Anaesthesiologie des Stadt- und Kreiskrankenhauses Minden
4950 Minden/Westf.

Priv.-Doz. Dr. F. NOBBE
Department für Innere Medizin der Universität Ulm
Sektion Cardiologie und Angiologie
7900 Ulm (Donau)

Prof. Dr. H. NOLTE
Institut für Anaesthesiologie des Stadt- und Kreiskrankenhauses Minden
4950 Minden/Westf.

Dr. A. ORONSKA
Akademia Medyczna, Zaklad Anestezjologii i Reanimacji
Wroclaw

Dr. A. PASZKOWSKA-KOSZUTSKA
Akademia Medyczna, Zaklad Anestezjologii i Reanimacji
Wroclaw

Prof. Dr. M. STAUCH
Department für Innere Medizin der Universität Ulm
Sektion Cardiologie und Angiologie
7900 Ulm (Donau)

Dr. H. TEUTEBERG
Anaesthesieabteilung des Brüderkrankenhauses Trier
5500 Trier

Prof. Dr. W. T. ULMER
Medizinische Abteilung des Silikose-Forschungsinstitutes der Bergbau-Berufsgenossenschaft
4630 Bochum

Prof. Dr. W. WERNITSCH
Chirurgische Klinik der Universität Mainz
6500 Mainz (Rhein)

D. A. WILSON, M. D.
Department of Anesthetics, Altnagelvin Hospital
Londonderry/Nord-Irland

Dr. J. WURSTER
Institut für Anaesthesiologie des Stadt- und Kreiskrankenhauses Minden
4950 Minden/Westf.

Bedeutung altersbedingter Änderungen der Lungenfunktion für die Anaesthesie ++

Von W. T. ULMER

Das Thema enthält zwei Fragen, welche ich ansprechen muß, bevor die Ergebnisse diskutiert werden sollen. Die erste Frage lautet: "Wann beginnt das Altern?" Beginnt das Altern, nachdem wir ausgewachsen sind, und die Vorgänge davor haben nur etwas mit dem Erwachsenwerden zu tun oder altern wir mit dem ersten Atemzug unseres Lebens? Argumente lassen sich für beide Auffassungen anführen. Sowohl das, was während der Kindheit mit der Lungenfunktion passiert, wie das, was sich im Erwachsenenalter ändert, wird den Anaesthesisten interessieren.

Die zweite Frage ist diejenige nach der Bedeutung dieser Vorgänge für den Anaesthesisten.

Bei der heute ausgefeilten Anaesthesietechnik haben die allgemeinen Alternsvorgänge, soweit sie nicht krankhaftes Ausmaß erfahren, wohl selten schwerwiegende Bedeutung für die Anaesthesie. Da es aber nicht selten auf Feinheiten ankommt und da es der Anaesthesist so direkt und primär mit der Lungenfunktion zu tun hat, kann er gar nicht genug von diesem Organ wissen.

Wir können also annehmen, daß alle Kenntnisse über die Änderung der Lungenfunktion für den Anaesthesisten von Interesse und auch von Bedeutung sind.

Die Lungenfunktion während des Wachstums

Die Lunge wächst, so wie alle Teilorgane unseres Organismus wachsen, ebenfalls und auch ebenfalls mit einigen Eigentümlichkeiten. Mit zunehmendem Alter und zunehmender Körpergröße, wobei nur die Altersspanne vom 6.-14. Lebensjahr von uns untersucht wurde, nimmt die Vitalkapazität ganz erheblich zu (Abb. 1).

Der Korrelationskoeffizient von r = 0,814 ist recht streng. Während die Körpergröße in diesen 8 Jahren von 115 nach 175 cm eine Zunahme um 52 % zeigt, steigt die Vitalkapazität von 1.000 ml bis 3.300 ml, was einer Zunahme von 230 % entspricht. Das intrathorakale Gasvolumen vergrößert sich in der gleichen Zeit von 1.050 ml auf 2.000 ml, was einer Zunahme von 90 % gleichkommt (Abb. 2).

Dies heißt also, daß von der Totalkapazität ein immer größerer Anteil für die Ventilation nutzbar wird. Hiermit steigen die ventilatorischen Reserven und hiermit steigt naturgemäß die Leistungsfähigkeit. Die Lungenfunktion der Kinder ist aber durch eine weitere Eigentümlichkeit besonders bemerkenswert: Der Strömungswiderstand in den Atemwegen liegt bei 6jährigen zwischen 5-6 R_t-Einheiten und damit um das 2- bis 3fache über den Werten

++ Herrn R. MEYER danke ich für die Untersuchung der Kinderkollektive.

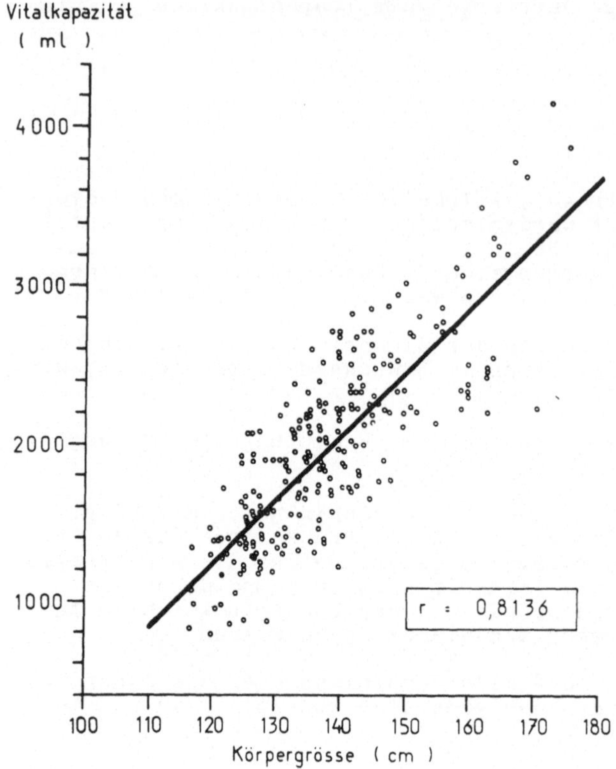

Abb. 1. Beziehung zwischen Vitalkapazität und Körpergröße bei 238 6-14jährigen Kindern

des Erwachsenen (Abb. 3). Diese Ergebnisse bestätigen frühere Befunde von NOLTE (3).

Eine ähnliche Beziehung ist nachweisbar, wenn der Strömungswiderstand in den Atemwegen mit der Körperoberfläche korreliert wird (Abb. 4).

Da der Stoffwechsel am besten mit der Körperoberfläche korreliert, ist diese Beziehung vielleicht zur Deutung der Befunde die interessanteste. Die Körperoberfläche steigt in diesen 7 Lebensjahren von 0,7 auf 1,7 m^2 und damit um 145 % an. Wahrscheinlich sind diese schon normalerweise bei Kindern hohen Strömungswiderstände in den Atemwegen ein Grund, weshalb Kinder so leicht asthmatische Zustände oder - in besserer Nomenklatur - obstruktive Ventilationsstörungen bekommen. Dennoch sind diese hohen Strömungswiderstände, solange nicht zusätzliche, die Atemwege einengende Momente hinzukommen, nicht so gravierend, da die maximalen Strömungen der Atemluft in den Atemwegen bei Kindern

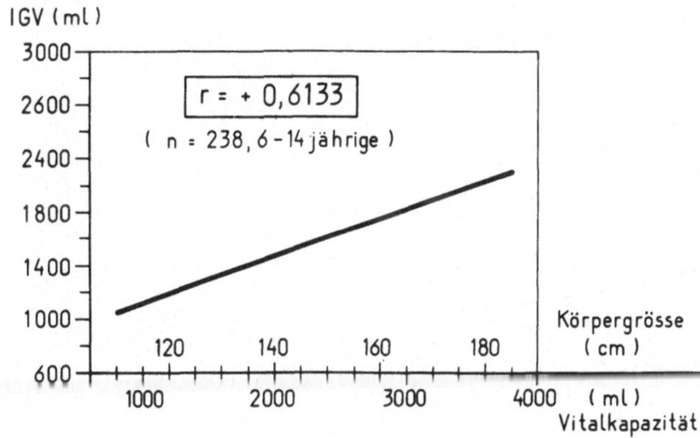

Abb. 2. Beziehung zwischen IGV (intrathorakales Gasvolumen) und Körpergröße bzw. Vitalkapazität von 238 6-14jährigen Kindern

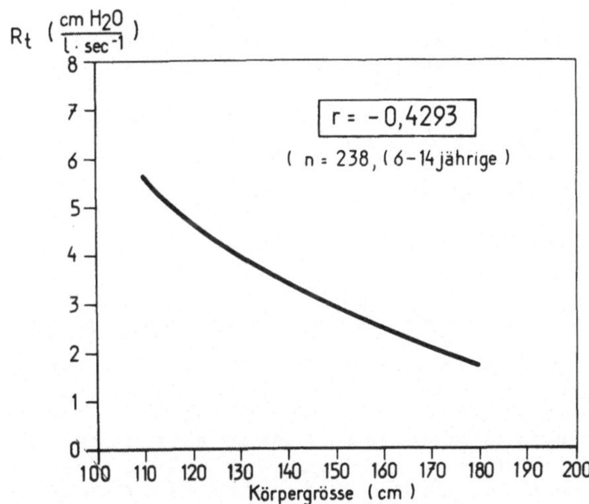

Abb. 3. Beziehung zwischen Strömungswiderstand in den Atemwegen (R_t) und Körpergröße bei 238 6-14jährigen Kindern

entsprechend niedriger liegen (Abb. 5). Die exspiratorischen Strömungen liegen bei den Kindern etwa so wie bei den Erwachsenen um 20 % niedriger als die inspiratorischen (Abb. 5). Aus dieser Beziehung zwischen maximaler Ruheströmung in den Atem-

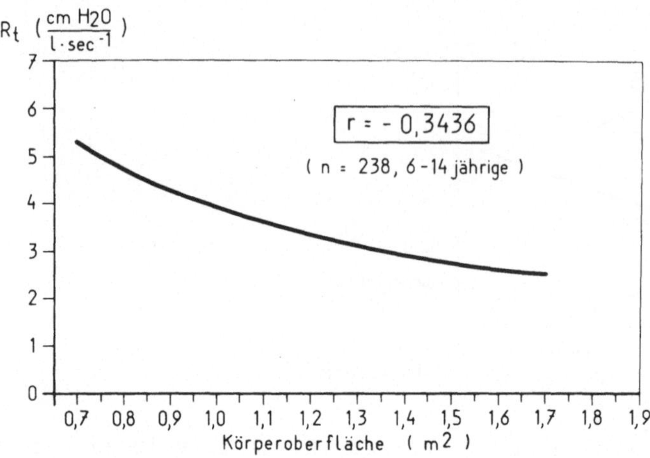

Abb. 4. Beziehung zwischen Strömungswiderstand in den Atemwegen (R_t) und der Körperoberfläche (m^2) bei 238 6-14jährigen Kindern

wegen und dem Strömungswiderstand resultiert, daß die atemsynchrone Druckdifferenz im Alveolarraum über das ganze Leben annähernd konstant bleibt (Abb. 6).

Die atemsynchrone Druckdifferenz sinkt von 6 cm H_2O/Atemzug bei 6jährigen auf 5 cm im Alter von 14 Jahren, um bei Erwachsenen zwischen 2 und 5 cm mit einem Mittelwert von 4 cm H_2O zu liegen. Diese über das Leben annähernd konstant bleibende atemsynchrone alveoläre Druckdifferenz ist für die Kreislaufregulation entscheidend.

Die Alveolarkapillar-Durchblutung hängt sehr von dem intraalveolaren Druckverhalten ab. Eine stärkere Positivierung, z.B. während der Exspiration, hemmt das Einströmen von Blut in den Thoraxraum; eine stärkere Negativierung fördert den Bluteinstrom bedeutend. Starke atemsynchrone Druckschwankungen würden den Kreislauf in vielfältiger Art belasten. Das Kind bleibt also trotz erhöhter Strömungswiderstände in den Atemwegen vor solchen Belastungen physiologischerweise verschont. Der beatmende Anaesthesist sollte bemüht sein, dieses wohl einregulierte Druckgleichgewicht nicht unnötigerweise und nicht über Gebühr zu belasten.

Das Verhalten der Lungenfunktion im Erwachsenenalter

Mit zunehmendem Lebensalter nimmt die Vitalkapazität ab. Dies wußten schon die ersten Lungenfunktionsanalytiker. Klar war auch hiermit, daß die Leistungsfähigkeit des Organismus bald nachläßt, was uns die Altersverteilung in bestimmten Sportarten bei Hochleistungssportlern klar demonstriert. Dennoch wird diese Ein-

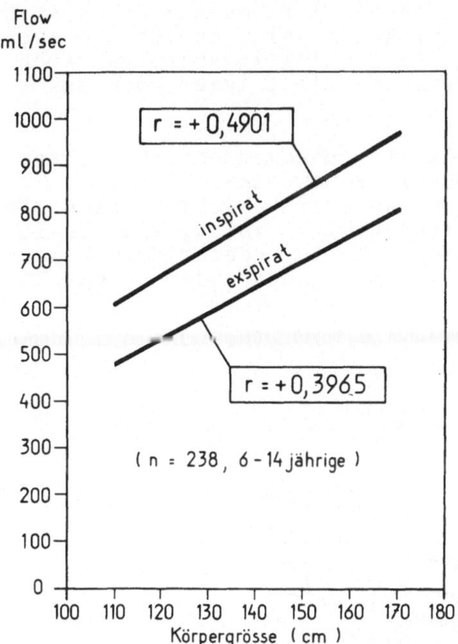

Abb. 5. Beziehung zwischen maximaler inspiratorischer und exspiratorischer Strömung unter Spontanatmung und der Körpergröße bei 238 6-14jährigen Kindern

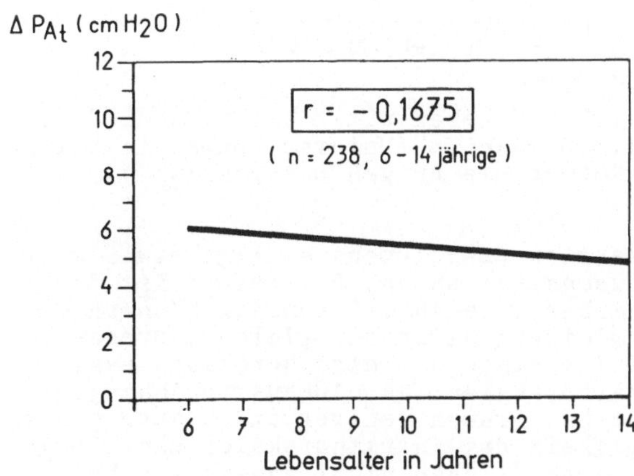

Abb. 6. Beziehung zwischen atemsynchroner Druckdifferenz im Alveolarraum und Lebensalter (n=238)

schränkung der Vitalkapazität kaum jemals für den Anaesthesisten als entscheidende Funktionsgröße anzusehen sein, da für die auch bei Fieber gesteigerte Ruheatmung die Ventilationsreserven auch bei altersmäßig eingeschränkter Vitalkapazität immer noch ausreichen.

Die Frage, warum die Vitalkapazität mit zunehmendem Lebensalter abnimmt, wurde erst wesentlich später beantwortet. Nimmt die Totalkapazität mit höherem Lebensalter ab oder verschiebt sich die Atemmittellage zur Inspirationsseite? Abb. 7 zeigt, wie das intrathorakale Gasvolumen - dies entspricht in anderer Nomenklatur der funktionellen Residualkapazität - mit zunehmendem Lebensalter ansteigt.

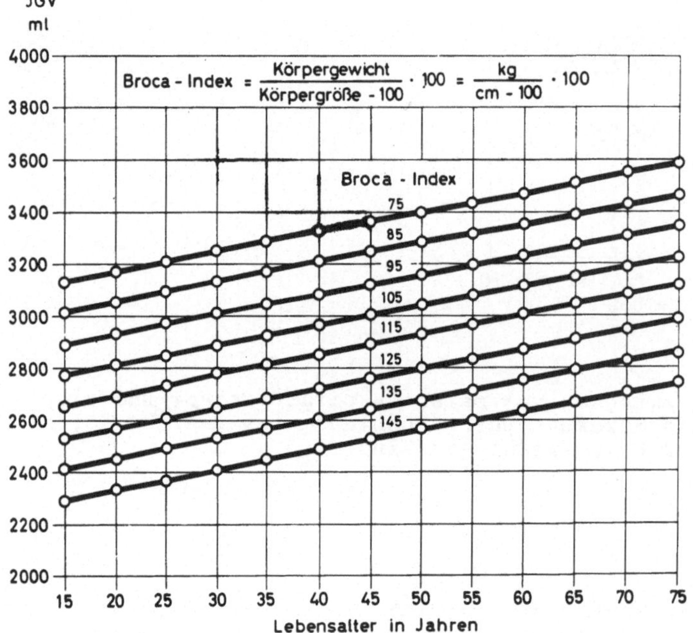

Abb. 7. Beziehung zwischen IGV und Lebensalter bei verschiedenen Broca-Indices bei 1.100 Männern (Untersuchungen im Sitzen) (aus ULMER/REICHEL/NOLTE: Die Lungenfunktion (5))

Diese Zunahme des intrathorakalen Gasvolumens beträgt etwas mehr als 400 ccm im Laufe des Erwachsenenlebens. Bei Frauen ist der gleiche Zusammenhang nachweisbar, wie Abb. 7 von den Männern zeigt, nur haben Frauen im gleichen Alter bei gleichem Broca-Index ein um im Mittel 5-10 % geringeres intrathorakales Gasvolumen. Die Zunahme des intrathorakalen Gasvolumens in Abhängigkeit von der Körpergröße ist bei Frauen weniger stark ausgeprägt als bei Männern. Die Abhängigkeit des intrathorakalen Gasvolumens von der Körpergröße ist bei Jugendlichen nicht anders als bei 60jährigen (5).

Wird diese Beziehung nach dem Broca-Index (Relation zwischen Körpergewicht und Körpergröße) aufgeschlüsselt, dann haben die Übergewichtigen ein viel geringeres intrathorakales Gasvolumen

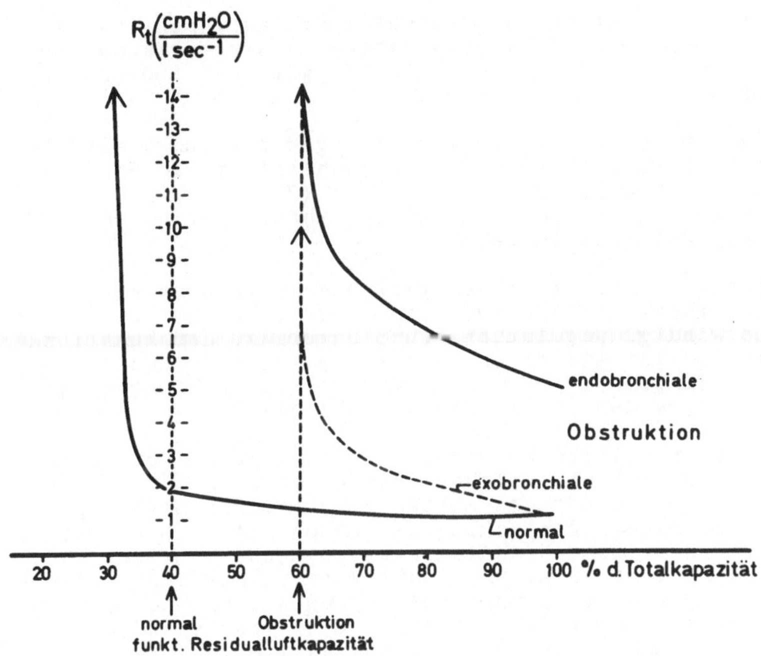

Abb. 8. Abhängigkeit des Strömungswiderstandes in den Atemwegen vom intrathorakalen Gasvolumen bei gesunden Versuchspersonen, schwerem Altersemphysem (exobronchialer Obstruktion) und bei Patienten mit chronisch obstruktiver Bronchitis (endobronchialer Obstruktion)

bei gleichem Lebensalter als die Normal- oder Untergewichtigen (s.Abb. 7). Man könnte schließen, daß es sinnvoll sei, mit steigendem Lebensalter auch sein Körpergewicht ständig zu steigern, wie dies ja oft auch ohne die Kenntnis dieser Zusammenhänge geschieht. Ein 14jähriger, welcher mit einem Broca-Index von 95 % des Sollgewichtes beginnt, könnte dann im Alter von 75 Jahren, wenn er ein Übergewicht von 30 % entwickelt hat, immer noch sein "jugendliches intrathorakales Gasvolumen" besitzen.

Leider hilft dieser Trick des Konstanthaltens des intrathorakalen Gasvolumens durch Gewichtszunahme nicht, die Funktion der Lunge auch jung zu erhalten.

Warum steigt das intrathorakale Gasvolumen bei konstantbleibendem Broca-Index an?

Normalerweise ist die Ausatmung beendet, wenn im Pleuraraum bei entspannten Atemmuskeln das Druckgleichgewicht zwischen inspiratorischem Zug der Thoraxwand und exspiratorischem Zug der Lungenelastizität eingetreten ist. Dieses Druckgleichgewicht verschiebt sich mit zunehmendem Lebensalter immer mehr zur inspiratorischen Seite, weil der elastische exspiratorische Zug der Lunge mit zunehmendem Lebensalter bei gleichen Lungenvolumina geringer wird.

Dieses Nachlassen des exspiratorischen Zuges der Lunge wird beeinflußt durch exogene Faktoren. So verschiebt starke Staubbelastung, wie bei Thomasschlackenarbeitern (2) oder bei Kohlebergarbeitern (4), aber ebenso deutlich Tabakrauchern, das IGV weiter zur inspiratorischen Seite.

Der Übergewichtige verschiebt bei geringem intrathorakalem Gasvolumen seine Atemmittellage zur inspiratorischen Seite. Dies ist eine lebensnotwendige Regulation. Kurz unterhalb der funktionellen Residualkapazität steigt in Abhängigkeit vom Lungenvolumen und damit in Abhängigkeit vom Spannungszustand des Lungengewebes der Strömungswiderstand in den Atemwegen steil an (Abb. 8).

Bei extrem starker Altersemphysembildung kann durch den gleichzeitigen Spannungsverlust, welcher dann an der Grenze des inspiratorischen Thoraxwandzuges zustande kommt, der Strömungswiderstand in den Atemwegen schon bei großen intrathorakalen Gasvolumina stark ansteigen. Die Atemreserven können auf das Ruheatemvolumen beschränkt sein. Das inspiratorische Reservevolumen steht dann so gut wie nicht mehr zur Verfügung, und da bei dem Versuch, weiter zu exspirieren, der Strömungswiderstand steil ansteigt, bestehen auch keine Exspirationsreserven.

Dem starken Anstieg des Strömungswiderstandes in den Atemwegen unterhalb der funktionellen Residualkapazität liegt ein zumindest teilweise vollständiger Verschluß kleiner Atemwege zugrunde. Eine weitere Forcierung der Exspiration durch Erhöhung des Exspirationsdruckes muß ohne Erfolg bleiben. Wirksam im Sinne der Erniedrigung der Strömungswiderstände könnte nur eine Erhöhung des Intraalveolardruckes ohne den immer gleichzeitig gleichstarken Anstieg des peribronchialen Druckes sein.

Von diesen "Altersprozessen" der Atemmechanik bleibt der Gasaustausch nicht unbeeinflußt. Mit zunehmendem Lebensalter sinkt der arterielle Sauerstoffdruck ab (Abb. 9).

Der arterielle Kohlensäuredruck bleibt mit 39,5 mm Hg über das gesamte Leben konstant. Ein solches Verhalten kann nur als Folge von zunehmender Inhomogenität der Ventilations-Perfusions-Quotienten oder als der Beginn von zunehmender Diffusionserschwerung gedeutet werden. Die mit zunehmendem Lebensalter gleichzeitig nachweisbare Vergrößerung der alveolär-arteriellen Kohlensäuredruckdifferenz läßt eine Zunahme von Ventilations-Perfusions-Inhomogenität als wesentliche Ursache der arteriellen Sauerstoffdruckerniedrigung erkennen (Abb. 10).

Die ebenfalls lebensalterabhängige Abnahme der Kohlenmonoxyd-"Diffusionskapazität" dürfte deshalb zum großen Teil nicht diffusionsbedingt, sondern aus methodischen Gründen ebenfalls Folge der Ventilations-Perfusions-Inhomogenität sein. Die Abb. 9 zeigt auch, daß die Übergewichtigen, also diejenigen mit dem geringen intrathorakalen Gasvolumen und den niedrigeren Ventilationsreserven, auch bei gleichem Lebensalter niedrigere arterielle Sauerstoffdrucke haben. Dies besagt, daß der durch die hochstehenden Zwerchfelle verlorengegangene, aber durch die entsprechende

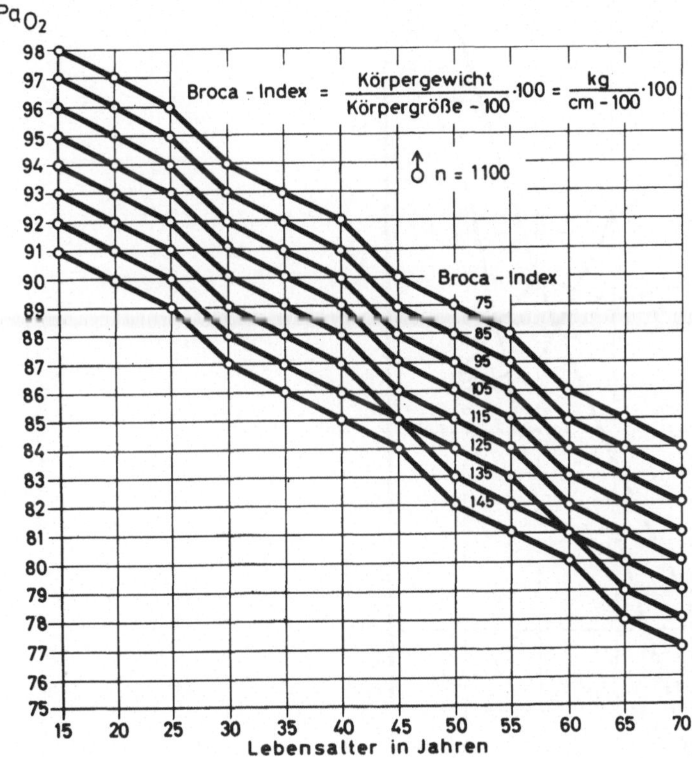

Abb. 9. Beziehung zwischen dem arteriellen Sauerstoffpartialdruck und Lebensalter bei verschiedenen Broca-Indices. (Werte von 1.100 gesunden Männern bei Seehöhe + 32 m)

Weiterstellung der Thoraxwand zum Teil wiedergewonnene Raum für den Gasaustausch in nicht gleichwertiger Art verwertbar ist.

Je mehr die elastischen Haltekräfte in der Lunge zugrunde gehen, um so ausgeprägter wird die Inhomogenität von Ventilation zur Perfusion. Es wundert so nicht, daß Tabakraucher ebenso wie stärker staubbelastete Berufe, wie Bergleute, Thomasschlackenarbeiter, im Vergleich zu den nichtbelasteten etwas niedrige arterielle Sauerstoffdrucke haben (Abb. 11).

Bei gleichem Broca-Index und gleichem Lebensalter sind die Ventilations-Perfusions-Quotienten bei Frauen homogener verteilt als bei Männern. Entsprechend liegen die Sauerstoffdruckwerte bei den Frauen um 1-3 mm Hg höher als bei vergleichbaren Männern (Abb. 12).

Schließlich ist die Frage zu beantworten, ob der Lungenkreis-

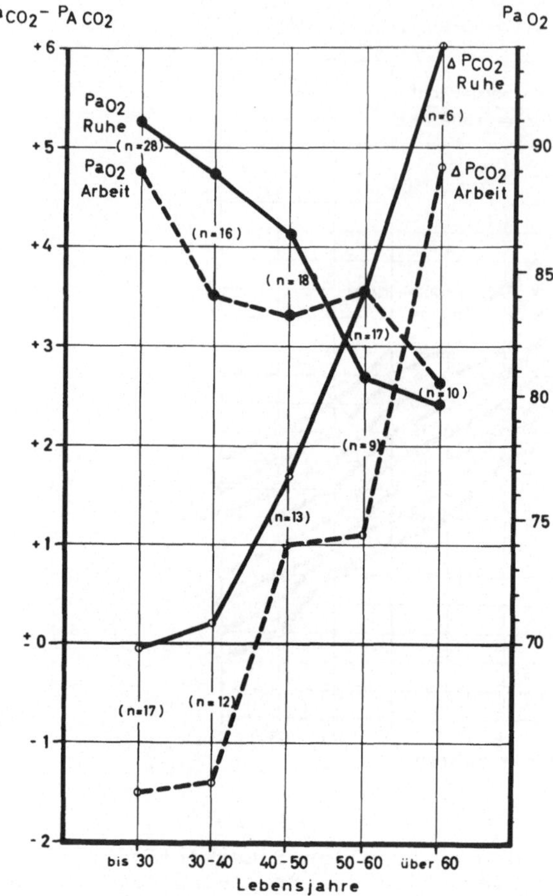

Abb.10. Arterielle Sauerstoffdruckwerte und alveolo-arterielle Kohlensäuredruckdifferenz in Abhängigkeit vom Lebensalter in Ruhe und unter körperlicher Belastung

lauf Änderungen in Abhängigkeit vom Lebensalter zeigt.

In Körperruhe bleiben die Mitteldrucke der A. pulmonalis über das ganze Leben konstant (1). Unter körperlicher Belastung steigen aber abhängig vom Lebensalter die Werte deutlich an (Abb.13). Der Anstieg beträgt pro Lebensdekade etwa 6 %. Mit zunehmendem Lebensalter wird aber auch die Streuung der Einzelwerte größer, so daß Mitteldruckwerte in der A. pulmonalis bei gesunden Personen in der Altersgruppe der 50-70jährigen bis 31 mm Hg unter Belastung möglich sind.

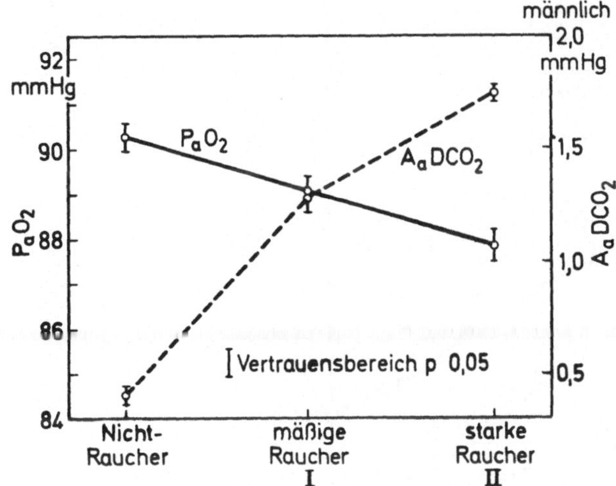

Abb.11. Arterieller Sauerstoffdruck und alveolär-arterielle Kohlensäuredruckdifferenz in Abhängigkeit von den Rauchergewohnheiten

Abb. 14 zeigt das Verhalten der systolischen und diastolischen Druckwerte bei verschiedenen Altersgruppen. Der Mitteldruck in der A. pulmonalis steigt nur an, weil die systolischen Drucke unter Belastung in die Höhe gehen. Die diastolischen Blutdruckwerte bleiben über das ganze Leben im Mittel in der A. pulmonalis unverändert. Dieses Verhalten spricht für einen Verlust der Wandelastizität der Lungengefäße, wie dies auch im Körperkreislauf zu beobachten ist.

Wesentlich erscheint, daß schon geringe Belastungen diesen Druckanstieg bringen. Weiter zunehmende körperliche Belastung läßt dann die Drucke in der A. pulmonalis weiter ansteigen.

Zusammenfassung

Die Lunge läßt Alterungsprozesse erkennen, welche in verschiedenen Funktionsmeßgrößen zum Ausdruck kommen. Am bedeutendsten ist die Zunahme des intrathorakalen Gasvolumens, mit welcher eine Änderung der Ventilations-Perfusions-Quotienten einhergeht. Hierdurch kommt es zu einem altersabhängigen Absinken der arteriellen Sauerstoffpartialdrucke. Bei extremen Veränderungen können die Ventilationsreserven erheblich eingeschränkt sein, da unterhalb der funktionellen Residualkapazität die Strömungswiderstände in den Atemwegen steil ansteigen.

Auch nimmt die Elastizität der Gefäße des Lungenkreislaufes ab. Hierdurch steigen die systolischen Blutdruckwerte, allerdings nur unter körperlichen Belastung, altersabhängig an.

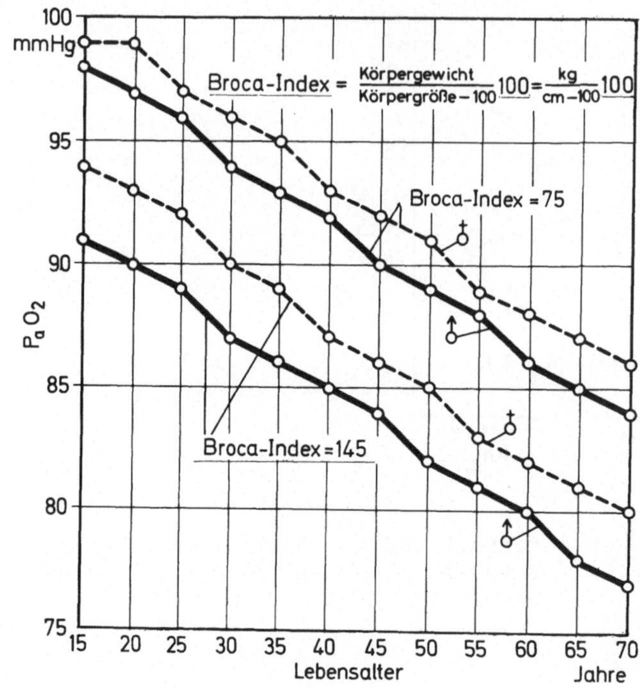

Abb.12. Arterieller Sauerstoffdruck in Abhängigkeit vom Lebensalter bei 2 verschiedenen Broca-Indices: Vergleich zwischen Männern und Frauen

Im allgemeinen sind diese altersabhängigen Veränderungen für die Anaesthesiologie nicht gravierend. Bei der großen Streuung, mit welcher diese Alterungsveränderungen ablaufen, und bei der Möglichkeit zusätzlicher Schäden ist deren Beachtung und Messung doch bedeutsam. In Ruhe noch ausreichende Ventilationsreserven können rasch an die Grenze der Kompensationsfähigkeit kommen.

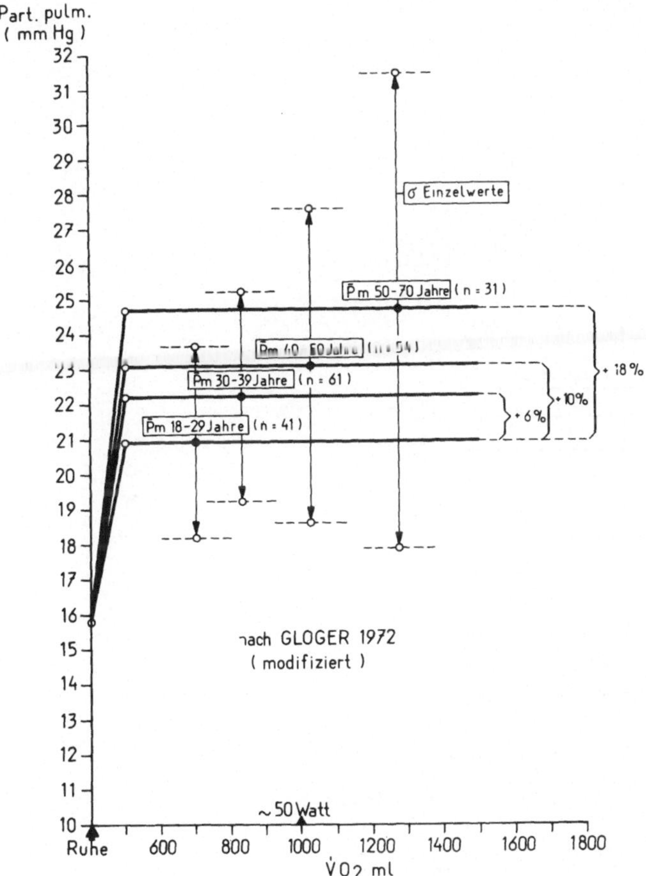

Abb. 13. Verhalten der Mitteldrucke in der A. pulmonalis bei Ruhe und bei körperlicher Belastung (O_2-Verbrauch) in verschiedenen Altersgruppen. Die Pfeile geben den Sigma-Streubereich der Einzelwerte an (nach GLOGER modifiziert)

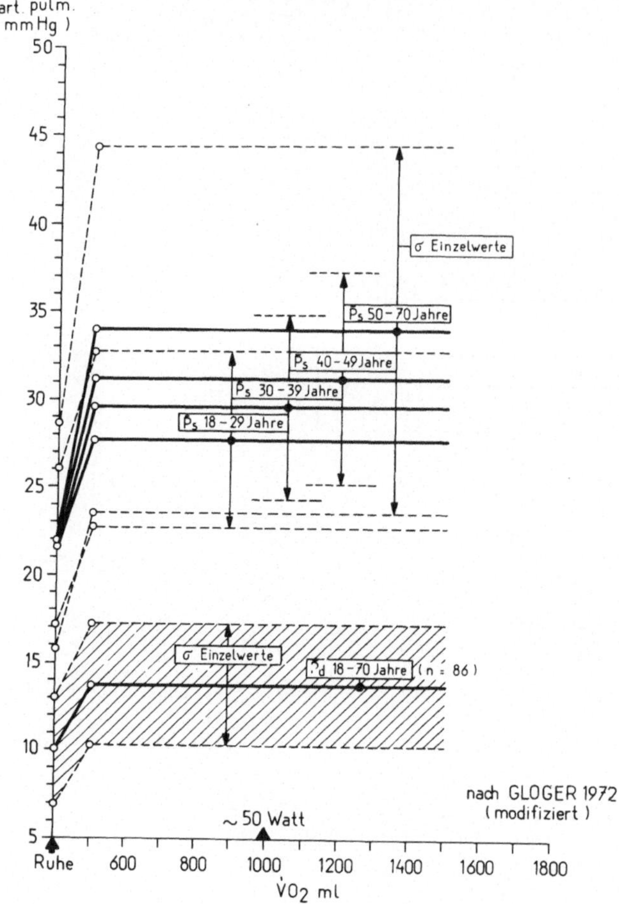

Abb.14. Verhalten der mittleren systolischen und diastolischen Drucke in der A. pulmonalis in Abhängigkeit von körperlicher Belastung (O_2-Verbrauch) in verschiedenen Altersstufen (nach GLOGER modifiziert)

Maßnahmen der anaesthesiologischen Vor- und Nachbehandlung zur Verbesserung der Lungenfunktion bei Alterspatienten

Von H. TEUTEBERG, H.U. GERBERSHAGEN und M. HALMÁGYI

Pulmonale Komplikationen treten bei 20 bis 40 % aller Patienten nach operativen Eingriffen auf. Sie liegen damit neben kardialen Faktoren an der Spitze der Morbidität und Mortalität in der postoperativen Periode.

Im Gefolge von Anaesthesie und operativem Eingriff treten größere Änderungen in den Lungenvolumina, in der Atemmechanik und im Gasaustausch auf. Diese pathologischen Veränderungen der postoperativen Phase werden durch allmählichen und fortschreitenden Kollaps von Alveolen charakterisiert. Das intrathorakale Gasvolumen, die funktionelle Residualkapazität und das Residualvolumen sind signifikant erniedrigt. Es kommt zur Erniedrigung der Compliance, damit zur Erhöhung der Atemarbeit und zu vermehrtem Sauerstoffverbrauch. Die Perfusion nicht ventilierter Alveolarbezirke führt zur Hypoxie. Diese Veränderungen treten gewöhnlich klinisch nicht in Erscheinung, bieten jedoch für den Alterspatienten mit physiologisch veränderter Lungenfunktion und eingeschränkter Kompensationsbreite und in verstärktem Ausmaß für den Alterspatienten mit pathologisch veränderter Lungenfunktion ein erhöhtes Risiko.

Der Grundmechanismus dieser "normalen" postoperativen Lungenfunktionsänderung scheint im veränderten Atemrhythmus zu liegen. Flache, gleichmäßige Atmung ohne tiefe Atemzüge führt im Experiment innerhalb kurzer Zeit zum allmählichen Kollaps von Alveolen. Sekret sammelt sich in den zuführenden Bronchialästen, kann nicht mehr abgehustet werden und führt so zum Syndrom postoperativer pulmonaler Komplikationen. Ein Ziel unserer therapeutischen Maßnahmen muß es daher sein, diesen Circulus vitiosus rechtzeitig zu durchbrechen.

Herr Prof. ULMER hat in seinem Referat darauf hingewiesen, wie wichtig es für den behandelnden Anaesthesisten ist, den präoperativen Funktionszustand der Lunge zu kennen und diesen in Relation zum typischen Alterungsvorgang zu sehen. Das bedeutet, daß der Alterspatient präoperativ einer ausreichenden Diagnostik zugeführt werden muß. Hierzu gehören neben sorgfältiger physikalischer Untersuchung die röntgenologische Untersuchung der Lunge und die Lungenfunktionsdiagnostik mit den wichtigsten Parametern, den Lungenvolumina, der Atemmechanik und der Blutgasanalyse. Nur so lassen sich pathologische von altersentsprechenden Veränderungen klar abgrenzen.

Die Untersuchungsbefunde reichen jedoch allein nicht aus, den postoperativen Verlauf komplikationsloser zu gestalten. Wir müssen einen Schritt weiter gehen und schon zu diesem Zeitpunkt gezielte therapeutische Maßnahmen einleiten. Damit ist uns als weiteres Ziel die Aufgabe gesetzt, präoperativ eine Besserung pathologischer Veränderungen anzustreben und optimale Grundlagen für den intra- und postoperativen Verlauf zu legen. Außerdem ist es wichtig, den Patienten präoperativ an die durchzuführenden

Maßnahmen zu gewöhnen, um seine Mitarbeit für ihre Fortführung in der postoperativen Periode zu sichern.

Die uns zur Verfügung stehenden Maßnahmen stammen aus den Bereichen der Physiotherapie, der Balneologie und der Anaesthesiologie (Tab. 1).

Tabelle 1

Maßnahmen
Atemgymnastik
Totraumvergrößerer
Aerosoltherapie
Beatmungsinhalation
Schmerzbekämpfung

Die Atemgymnastik

Sinn einer Atemphysiotherapie ist es, dem Patienten den effektiven Gebrauch der normalen Atemmuskulatur und der Atemhilfsmuskulatur zu zeigen, um eine gleichmäßige Belüftung der einzelnen Lungenabschnitte und einen wirkungsvollen Hustenmechanismus zu erzielen. Atmungsablauf und Atemrhythmus sollen normalisiert werden.

Man unterscheidet eine bewußte und eine unbewußte Atmungsschulung. Die bewußte Atmungsschulung baut auf der Mitarbeit des Patienten auf und beruht auf dem Prinzip der Kontaktatmung, bei der die Zwerchfellbeweglichkeit und die Belüftung einzelner Lungenareale gefördert wird. Die unbewußte Atmungsschulung versucht den Kranken von den Atemvorgängen abzulenken und basiert auf passiven und aktiven Bewegungen der Extremitäten in Verbindung mit Spannungs-, Dehnungs- und Torsionslagerungen.

Als mechanische Maßnahmen zur Lösung von Sekretansammlungen in den Luftwegen kommen Vibration und Perkussion zur Anwendung. Diese Therapieform wird durch die Ausnutzung anatomischer Gegebenheiten im Abgang der Segmentbronchien (Lagerungsdrainage) vervollständigt. Unterstützt durch die Schwerkraft gelangt das Sekret leichter in die Hauptbronchien und in die Trachea und kann besser abgehustet werden.

Die Totraumvergrößerung

Totraumvergrößerer führen durch Rückatmung zu einem Anstieg des inspiratorischen und alveolären CO_2-Drucks. Über eine Erhöhung des arteriellen Kohlensäuredrucks kommt es zu einer über das Atemzentrum gesteuerten Steigerung der alveolären Ventilation. Diese Ventilationssteigerung soll die Atelektasenbildung verhindern und schon vorhandene Atelektasen beseitigen.

Jede Vergrößerung des Totraums über 100 ml zeigt eine faßbare Wirkung auf die Atmung. Unter Zugrundelegung einer annähernd normalen alveolären CO_2- und O_2-Spannung wird in Ruhe die Vergrößerung des Totraums um etwa 500 bis 600 ml toleriert. Nach experimentellen Untersuchungen normalisiert sich nach ein bis zwei Atemzügen die arterielle Kohlendioxydspannung. Eine Abnahme der alveolo-arteriellen Sauerstoff-Druckdifferenz wird auf eine verbesserte Lungenbelüftung zurückgeführt. Durch vermehrte Atemarbeit kann der O_2-Verbrauch um 20 bis 25 % zunehmen.

Kann der Patient die zur Kompensation der Totraumvergrößerung notwendige Ventilationssteigerung nicht leisten, nimmt die Totraumventilation auf Kosten der alveolären Ventilation zu. Es kommt zur Hyperkapnie und schließlich zur Hypoxie. Aus diesem Grunde empfiehlt sich die Anwendung dosierbarer künstlicher Totraumvergrößerer ("Giebelrohr"). Als Maßstab für die Klinik hat sich gezeigt, daß die Atemfrequenz bis zu 20 Atemzügen/min ansteigen darf und 24/min auf keinen Fall übersteigen sollte.

Die Aerosoltherapie

Die Aerosoltherapie dient als lokale Behandlungsmaßnahme dem Einbringen von Feuchtigkeit und spezifisch wirksamen Medikamenten in die Atemwege. Ihr Ziel ist es, Sekret zu verflüssigen oder flüssig zu halten und allein hierdurch oder durch zusätzliche medikamentöse Beeinflussung des Bronchialsystems die Sekretentfernung aus dem Respirationstrakt zu erleichtern.

Aerosole sind kolloidale Lösungen mit Teilchendurchmessern von 0,001 μ bis 10 μ. Ihre wichtigste Bestimmungsgröße ist die Größe der einzelnen Teilchen und damit die Homogenität. Zur Charakterisierung eines Aerosols ist es notwendig, die prozentuale Größenverteilung der Tröpfchenzahl bzw. ihren Inhalt anzugeben. Die Tröpfchenzahl und das Spektrum der Volumina unterscheiden sich grundsätzlich, denn die Wirksamkeit der Teilchen einer bestimmten Größe ist abhängig von dem in ihnen enthaltenen Volumen. Bei einer großen Menge kleiner Partikel und einer kleinen Menge großer Teilchen kann in einer bestimmten Gasmenge das Volumen der größeren Partikel größer sein als das der kleinen, da das Volumen einer Kugel mit der dritten Potenz des Radius zunimmt. Eine weitere wichtige Bestimmungsgröße ist die Nebeldichte. Sie gibt die Flüssigkeits- oder Substanzmenge an, die sich als Nebel in einer bestimmten Gasmenge befindet (ml/l oder mg/l).

Aerosole unterliegen unter dem Einfluß der Umweltbedingungen der Koagulation und der Sedimentation. Um unterschiedliche Massenanziehungen und damit die Anlagerung kleinerer Teilchen an große zu verhindern, kommt es in der Aerosoltherapie darauf an, möglichst homogene, stabile Aerosole zu verwenden. Weiterhin unterliegen Partikel über 0,5 μ der Erdanziehungskraft und sedimentieren entsprechend dem Stokeschen Gesetz.

Für die Anwendung in der Medizin bedeutet das, daß beim Transport von Aerosolen im Atemstrom größere Teile früher, also in den oberen Atemwegen, kleinere jedoch später, also in den tieferen Bronchialabschnitten ausfallen. Unter idealen Bedingungen werden Partikel in der Größenordnung von 2 μ vornehmlich in der Peripherie des Respirationstraktes und solche von 8 μ überwiegend in den Bronchiolen abgelagert. Größere Teilchen sedimentieren in den Bronchien und oberen Atemwegen.

Mit dem Ultraschallvernebler lassen sich am besten Aerosole mit optimaler Dichte und Homogenität erzeugen. Bei einer US-Frequenz von 2 bis 3 MGH liegt das Häufigkeitsmaximum bei 1,5 bis 2/u mit einer Verteilung über die Intervalle von 0,5 bis 5/u. Relative Häufigkeit und relatives Volumen liegen also eng zusammen.

Die Grundvoraussetzungen für eine effektive Aerosoltherapie sind langsame, tiefe Atemzüge. Nur eine richtige Atemtechnik führt zur besseren Belüftung schlecht ventilierter Lungenpartien und ermöglicht das Eindringen von Aerosolpartikeln. Wenn der Patient aufgrund des Krankheitsbildes hierzu nicht fähig ist, muß als weiteres Hilfsmittel die Beatmungsinhalation eingesetzt werden.

Unter Beatmungsinhalation verstehen wir die diskontinuierliche Anwendung einer assistierenden Überdruckbeatmung als atemmechanische Hilfe zur Aerosoltherapie und zur Unterstützung des Expectoration und des Hustenmechanismus. Wichtige Faktoren bei dieser Therapieform sind damit die Regulierung von Atemvolumen sowie von in- und exspiratorischem Flow. Die Indikationsgebiete sind in Tabelle 2 dargestellt.

Tabelle 2

Indikationen zur Beatmungsinhalation
Präoperative Lungenfunktionsstörungen
Thorax- und Polytraumen
Oberbauch-Thorax-Eingriffe
Obstruktive bronch. Komplikationen
Pneumonien
Atelektasen

An die Funktion der verwandten Respiratoren müssen erhöhte Anforderungen gestellt werden, um sie bei Patienten mit pathologisch veränderter Lungenfunktion einsetzen zu können. Dazu gehört ein empfindlicher Triggermechanismus und variable, voneinander unabhängige Einstellmöglichkeiten für Flow und Druck.

Bei den Apparaten handelt es sich um sogenannte Druckgeneratoren, die eine Druckdifferenz zwischen Beatmungsgerät und Alveolen erzeugen. Drucksteuerung bedeutet, daß ein kritischer Druck das Ende der Inspirationsphase bestimmt und daß dieser Vorgang in Abhängigkeit von der Compliance verläuft. Drucksteuerung bedeutet aber gleichzeitig, daß bei unverändertem kritischen Druck Bronchialstenosen schlecht kompensiert werden. Daher ist im Zusammenhang mit obstruktiven Ventilationsstörungen die Variabilität des Flow besonders wichtig. Zur Erzielung eines möglichst laminaren Gasstroms wird man versuchen, in die inspiratorische Atemstromkurve ein relativ langsames Teilstück einzuschalten.

Bei der Durchführung einer Beatmungsinhalation kommt es darauf an, sich unter Berücksichtigung dieser Gesichtspunkte den individuellen Gegebenheiten des jeweiligen Patienten anzupassen. Die Sicherung des Therapieerfolges hängt dabei in verstärktem Ausmaß von der Kooperation des Patienten ab.

Bei langsamer Atemfrequenz werden wir versuchen, große Hubvolumina zu erzielen. Die Steuerung der Atemfrequenz erfolgt über die Einstellung der Sensitivität und sollte für den Patienten eine mühelose Inspiration ermöglichen. Eine zu empfindliche Einstellung muß vermieden werden, da die Automatizität einspringt und dadurch eine inadäquate Ventilation resultiert. Eine zu niedrige Empfindlichkeit ermüdet den Patienten, kann jedoch unter bestimmten Bedingungen zum Atemtraining verwandt werden. Da das Hubvolumen primär von Druck und Flow beeinflußt wird und sich mit geringem Flow größere Hubvolumina bei gleichem Atemwegsdruck erzeugen lassen, müssen wir bei Drucken bis maximal 18 cm H_2O versuchen, den Maschinenflow niedrig zu halten und dem des Patienten anzupassen. Bei Patienten mit obstruktiven Ventilationsstörungen kann man zusätzlich die Ausatmungsphase verlängern. Dadurch erreicht man ein Anheben der Atemmittellage und verhindert den Bronchiolenkollaps und das Bild der sogenannten trapped air.

Aufgrund erhobener Befunde kommen in der Beatmungsinhalation und in der Aerosoltherapie neben der Inhalation von Wasserdampf folgende Medikamentengruppen zur Anwendung:
1. Bronchospasmolytica
2. Sekretolytica und eventuell
3. Antibiotica.
Voraussetzung für die Anwendung dieser Medikamente ist, daß sie keine mucosareizenden Substanzen enthalten und dadurch Spasmen im Bronchialsystem hervorrufen. Weiterhin sollte man bei der Auswahl erwägen, wieweit Substanzen durch absolute oder relative Überdosierung Allgemeinreaktionen herbeiführen können, z.B. Tachykardie und Blutdruckschwankungen bei der Anwendung von Sympathikomimetica.

Die Schmerzbekämpfung

Der Wundschmerz und die kritiklose Anwendung von Analgetica sind entscheidende Faktoren in der Genese postoperativer pulmonaler Komplikationen. Zur Einsparung von Schmerzmitteln bietet sich uns die gezielte regionale Schmerzausschaltung an. Ich denke hier besonders an die Anwendung von Intercostalblockaden nach Thoraxeingriffen und Oberbauchoperationen, die am besten bei Operationsende am noch narkotisierten Patienten begonnen werden sollte.

Die Intercostalblockade kann an drei Stellen gelegt werden: etwa eine Handbreite seitlich der dorsalen Querfortsätze der Wirbelsäule oder in der hinteren oder vorderen Axillarlinie. Man geht so vor, daß man die Haut über jeder Rippe ungefähr 2 cm nach cranial zieht. Durch die gespannte Haut wird dann am Unterrand der Rippe eine Kanüle 1 bis 1,5 cm vorgeschoben. Wenn man jetzt die Haut entspannt, schiebt sich die Kanülenspitze automatisch nach cranial an die Innenseite der Rippe.

Da es uns um die Erzielung einer möglichst langen schmerzlosen Periode geht, sollte dieser Gesichtspunkt bei der Wahl des Lokalanaestheticums in Betracht gezogen werden. Bupivacain (Carbostesin) mit einer Wirkungsdauer von 6 bis 12 Stunden erscheint deshalb besonders geeignet für derartige Maßnahmen. Damit sind die wesentlichsten Punkte der uns zur Verbesserung der Lungenfunktion beim Alterspatienten in der prä- und postoperativen Phase zur Verfügung stehenden Maßnahmen erläutert.

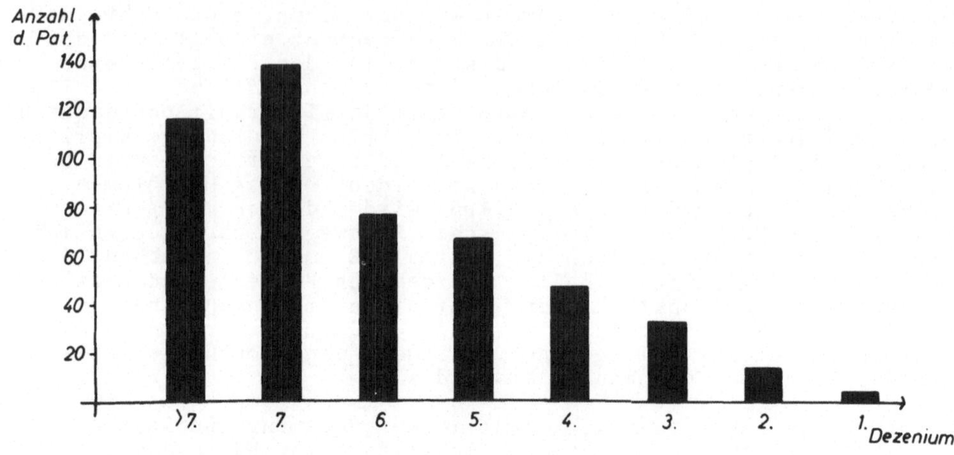

Abb. 1. Altersverteilung - Beatmungsinhalation (Mainz 1970 - Sept. 1972; 496 Pat.)

Es muß noch einmal betont werden, wie wichtig es ist, bei selektiven operativen Eingriffen schon in der präoperativen Periode eine entsprechende Therapie einzuleiten.

Dabei schließen wir atemgymnastische Übungen wie jede andere Maßnahme als Vorbereitung zur Operation für alle Alterspatienten mit ein. Patienten mit nachgewiesenen broncho-pulmonalen Störungen werden einer erweiterten Therapie zugeführt. In ca. 90 % der Fälle handelt es sich um obstruktive Ventilationsstörungen verursacht durch Sekret, Bronchospasmus, Schleimhautschwellung und anatomisch fixierte narbige Veränderungen, wie wir sie bei akuten und chronisch-entzündlichen Atemwegserkrankungen sehen. Bei diesen Patienten kommt eine zusätzliche Behandlung in Form von Atemübungen mit dosierter Totraumvergrößerung und von Beatmungsinhalationstherapie in Betracht.

Bei der Totraumatmung sind wir dazu übergegangen, Sauerstoff mit einem Flow von 300 bis 500 ml am Mundstück zu insufflieren, um auf jeden Fall eine Hypoxie zu vermeiden. Die Beatmungsinhalation wird unter Anwendung von Sekretolytica und Sympathicomimetica durchgeführt.

Das Vorliegen einer Bronchitis mit starker Sekretion im Bronchialsystem führt zu einer kombinierten Anwendung von Ultraschall-Aerosol- und Beatmungsinhalationstherapie. Da es sich gezeigt hat, daß besonders Patienten mit vorgeschädigtem Respirationstrakt auf Wasser-Aerosol-Inhalationen mit einer Erhöhung des Atemwegswiderstandes reagieren, verwenden wir Aqua dest. mit einem Alupentzusatz von 1 : 500. Die Erzielung eines Therapieerfolges macht, weil es sich um diskontinuierliche Maßnahmen handelt, eine regelmäßige Behandlungsfolge notwendig. Die hier genannten Therapieformen werden daher mindestens dreimal täglich unter Überwachung eines lungenphysiologisch ausgebildeten Anaesthesisten von einer Anaesthesieschwester und einer Physiotherapeutin ausgeführt. Reichen die Maßnahmen nicht aus, werden gleichzeitig Lagerungsdrainage, Perkussion und Vibration in den Behandlungsplan mit aufgenommen. Um einen optimalen Operationstermin festzusetzen, müssen regelmäßige Kontrollen über den Funktionszustand der Lunge durchgeführt werden.

In der postoperativen Phase erhalten alle Alterspatienten ohne kardiale und respiratorische Insuffizienz Atemgymnastik und überwachte Atemübungen mit dem Totraumvergrößerer. Die kombinierte Beatmungsinhalations-Aerosoltherapie wird bei allen Patienten mit obstruktiven Ventilationsstörungen und bronchialer Hypersekretion durchgeführt. Ebenso finden die erweiterten physiotherapeutischen Maßnahmen Anwendung. Nach Absetzen der Beatmungsinhalation werden in der Regel noch für einige Tage Totraumvergrößerer benutzt.

Auch in der postoperativen Phase sind regelmäßige Kontrollen der Lungenfunktion indiziert, um rechtzeitig Veränderungen im Zustandsbild zu erkennen und einen Maßstab für das Absetzen der Therapie zu haben.

Die Altersverteilung der beatmungsinhalationstherapeutisch behandelten Patienten (Abb. 1) zeigt, daß aus dieser Sicht Patienten vom 50. Lebensjahr an deutlich gefährdet sind und daß hier die Grenze zum Alterspatienten gezogen werden sollte. Die Altersverteilung zeigt aber auch, daß die große Anzahl von Patienten in den jüngeren Altersklassen eine entsprechende Behandlung verlangt.

Summary

Physiologic pulmonary changes and a high rate of pulmonary pathology impose an increased risk on geriatric patients during the postoperative period. Therefore preoperative lung function tests seem indicated in elective surgery cases to evaluate the patient's respiratory capacity. Based on the results obtainded prophylaxis and therapy are indicated during this phase in order to improve lung function and to accustome the patient to measures carried out postoperatively.
The therapeutic measures discussed include:
Chest physiotherapy
Dead space rebreathing
Aerosol therapy
Intermittend positive pressure breathing (IPPB)
Postoperative regional blocks
The regimen carried out at the Mainz University Hospitals is outlined. Chest physiotherpy is given to all geriatric patients. Cases with obstructive pulmonary disease receive a combination of dead space rebreathing and IPPB. Increased pulmonary secretions necessitate the use of IPPB and aerosols produced by ultrasonic nebulizers. This therapy is carried on postoperatively: patients without cardiac and pulmonary disease are continued on chest physiotherapy and additional dead space rebreathing, while cases with pathologic lung function receive IPPB treatments and aerosol therapy. The importance of regular pulmonary function tests is stressed.

Literatur

1. GLOGER, K.: Die Altersabhängigkeit des Pulmonalarteriendruckes während stufenweise gesteigerter Ergometerarbeit. Zsch. Kreislaufforsch. 61, 728 (1972)

2. LEUSCHNER, A., ULMER, W.T.: Bronchitishäufigkeit bei stärkerer Staubbelastung (klinisch-funktionsanalytische Untersuchung in einer Thomasschlackenmühle). Int. Arch. Gewerbepath. Gewerbehyg. 23, 251 (1967)

3. NOLTE, D.: Zur Altersabhängigkeit des bronchialen Strömungswiderstandes und des intrathorakalen Gasvolumens. Beitr. Klin. Tuberk. 139, 80 (1969).

4. REICHEL, G., ULMER, W.T., BUCKUP, H., STEMPEL, G., WERNER, U.: Die chronisch obstruktiven Atemwegserkrankungen des Bergmannes. Dtsch. med. Wschr. 94, 2375 (1969).

5. ULMER, W.T., REICHEL, G., NOLTE, D.: Die Lungenfunktion. Stuttgart: Thieme (1970).

Bedeutung altersbedingter Änderungen der Kreislauffunktion für die Anaesthesie

Von M. STAUCH

Die pathologisch-anatomische, physiologische oder klinische Abgrenzung nur altersbedingter Änderungen von pathologischen Prozessen ist am Herzen nicht sicher möglich. Die Leistungsfähigkeit des Altersherzens ist sicher herabgesetzt.

Ein morphologisches Substrat dafür ist am contractilen Apparat der Herzzelle bisher nicht bekannt (6). Verschiedene morphologische Altersveränderungen am Herzen sind beschrieben worden, die möglicherweise zur Leistungsminderung beitragen. Die Herzklappen werden im Alter etwas starrer, eine geringe Atheromatose der Mitralsegel wird häufig beobachtet, und Kalkeinlagerungen an den Aortenklappen nehmen im Alter stetig zu. Die Funktion der Klappen wird dadurch jedoch nur selten behindert. Mit zunehmendem Alter wurde von ROESSLE und ROULET 1932 (15) eine Verminderung des Herzgewichtes festgestellt und als Atrophie des Greisenherzens bezeichnet. Von SMITH wurde 1928 das Herzgewicht in Relation zum Körpergewicht gesetzt, wobei im Durchschnitt keine überproportionale Gewichtsabnahme des Altersherzens gefunden wurde (17).

Eine physiologische Altersfibrose des Herzens wird ebenfalls bestritten (8). Wenn eine Zunahme des Bindegewebes auch häufig gefunden wird, so handelt es sich um Auswirkungen einer coronaren Insuffizienz (10). Am häufigsten sind am Altersherzen morphologische Veränderungen an den Arteriolen zu finden. LINZBACH (10) sieht in dieser Arteriolosklerose die wesentliche Ursache der Leistungsschwäche und verringerten Anpassungsbreite des Greisenherzens.

Der Leistungsabfall im Alter kann zu einem Teil physiologisch durch die Änderung der mechanischen Arbeitsbedingungen des Herzens erklärt werden. Der arterielle Windkessel von Aorta und großen Gefäßen erfährt durch Sklerosierung eine Abnahme der Elastizität. Die Speicherfähigkeit während der Systole ist eingeschränkt oder anders ausgedrückt, die Förderung des gleichen Volumens muß mit höherem Druck erfolgen als bei jungen elastischen Arterien. Das Herz muß daher für das gleiche Schlagvolumen eine größere Druck- und Beschleunigungsarbeit aufbringen. Der Elastizitätsabnahme entsprechend zeigen die Alterskurven des systolischen und diastolischen Blutdruckes jenseits des 20. Lebensjahres einen kontinuierlichen Anstieg. Der systolische Anstieg ist stärker als der diastolische, daher wird die Amplitude vergrößert. Die Steilheit des Anstieges nimmt besonders für den systolischen Druck um das 50. Lebensjahr deutlich zu (21) (Abb. 1). Die äußere Arbeit des Herzens wird daher erhöht. Dem entspricht zunächst die Zunahme des Herzgewichtes mit zunehmendem Alter, da das Herz eine Erhöhung der Belastung mit Hypertrophie beantwortet. Nach dem 55. Lebensjahr nimmt das Herzgewicht jedoch wieder ab, so daß die zunehmende Arbeit von einer kleineren Muskelmasse bewältigt werden muß. In diesem Alter kann man einen Leistungsknick erwarten, der durch physiologische Altersveränderungen erklärt werden kann.

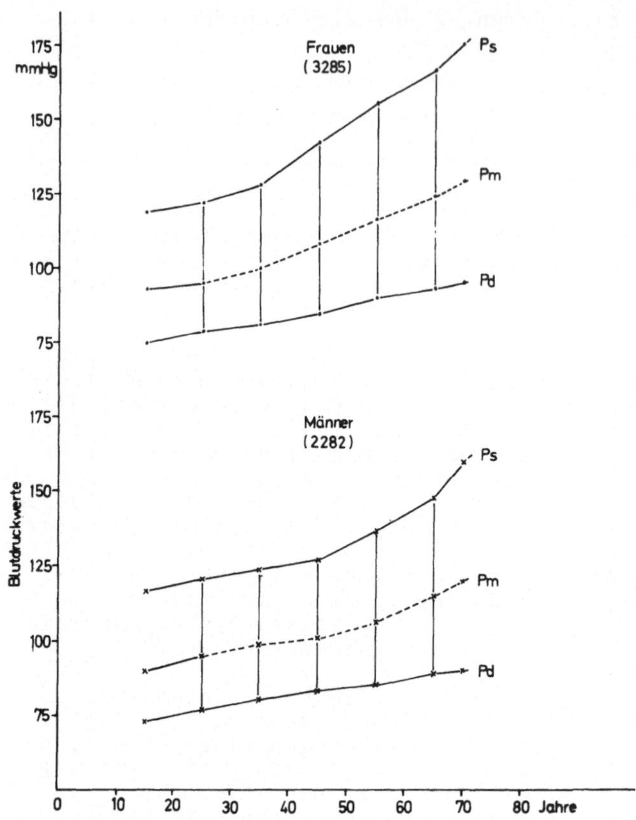

Abb. 1. Alterskurve der arteriellen Blutdruckwerte (K. WEZLER und A. BÖGER)

Das Fehlen einer mit dem Alter zunehmenden Hypertrophie des Herzens trotz steigender Belastung wird auch in neueren Untersuchungen an Ratten verschiedener Altersgruppen gesehen, die einer körperlichen Belastung über längere Zeit ausgesetzt waren. Die Gruppen der jungen und erwachsenen Tiere zeigten die erwartete Herzhypertrophie, während die Gruppe der alten Tiere eine Atrophie, gemessen an einer Verkleinerung von Herzgewicht, Sarkoplasmamenge und Zahl der Myokardzellen aufwies (9).

Neben dem Elastizitätsverlust der großen Arterien ist die Sklerosierung der Arteriolen, die organ- und funktionsabhängig verschieden stark ausgeprägt ist, ein Faktor, der die Strömungsverhältnisse beim alten Menschen ungünstig beeinflußt. Die Veränderungen an den kleinen Arterien werden erkennbar durch die Zunahme

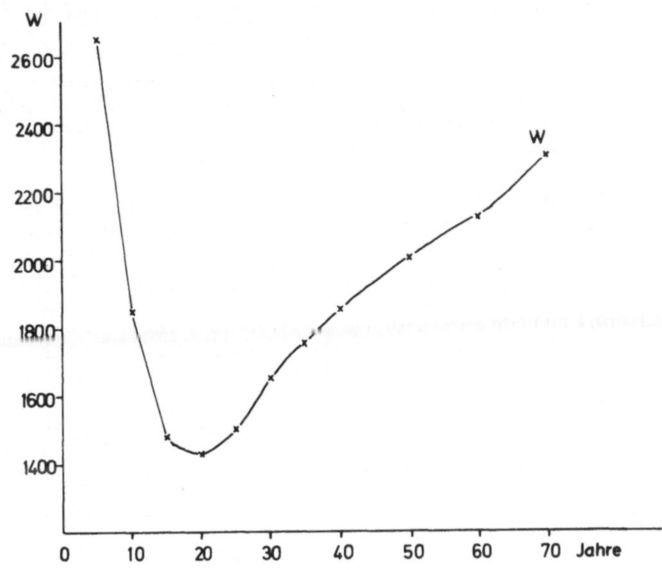

Abb. 2. Alterskurve des peripheren Gesamtströmungswiderstandes (nach K. WEZLER)

des peripheren Gesamtströmungswiderstandes mit zunehmendem Alter (21) (Abb. 2). Die Arteriolosklerose führt zu einer Reduzierung sowohl der aktiven muskulären Regulationsbreite der Strömungswiderstände als auch der druckpassiven Dehnbarkeit (21). Diese Änderungen beeinträchtigen die Anpassungsfähigkeit bzw. Anpassungsbreite des Kreislaufes, besonders unter Belastung. WEZLER bezeichnete die Gesamtheit dieser Funktionseinschränkungen als "latente physiologische Altersinsuffizienz" (20).

REINDELL stellte eine Abnahme der O_2-Aufnahme pro Pulsschlag, des sogenannten Sauerstoffpulses unter Belastung bei alten Menschen fest (14). Er sprach daher von der "altersbedingten Belastungsinsuffizienz". In Ruhe war mit dieser Methode noch keine Funktionseinschränkung erkennbar, da eine eventuelle Kompensation des verminderten Herzzeitvolumens durch eine erhöhte arterio-venöse Sauerstoffdifferenz nicht im Sauerstoffpuls sichtbar wird.

Messungen der Hämodynamik von GRANATH und Mitarb. (5) zeigten bei einer Gruppe von alten verglichen mit jungen Menschen schon in Ruhe ein deutlich geringeres Schlag- und Herzminutenvolumen im Liegen bei erhöhter arterio-venöser Sauerstoffdifferenz. Auch unter Belastung war bei den Alterspatienten das Schlagvolumen geringer als bei jungen Patienten. Es nahm jedoch unter Belastung bei den älteren Personen mehr zu als bei der jüngeren Gruppe, wobei der enddiastolische Druck anstieg. Das alte Herz nimmt zur Leistungssteigerung den Frank-Starling-Mechanismus in Anspruch, arbeitet also auf dem ansteigenden Schenkel der Frank-Starling-Kurve.

Nach dem Frank-Starling-Mechanismus zeigt das Herz mit steigendem Füllungsdruck und damit enddiastolischem Volumen eine Steigerung der Herzleistung bis zu einem Maximum, nach dem es trotz weiterer Drucksteigerung zu einem Abfall der Leistung kommt.

Bei jungen Menschen wird unter Belastung der Starling-Mechanismus nicht in Anspruch genommen, der Füllungsdruck sinkt sogar ab. Die Erhöhung des Füllungsdruckes vermindert die Druckdifferenz zwischen Coronararterie und Vene, die den coronaren Blutfluß bestimmt. Diese Abnahme der Druckdifferenz wird aber erst bei pathologischen Veränderungen an den Coronararterien und bei Aortenfehlern mit niedrigem diastolischem Druck bedeutsam. Darauf wird später noch eingegangen.

Die Kreislauffunktion bei alten Menschen scheint auch durch eine Einschränkung des venösen Fassungsraumes beeinträchtigt zu sein. Dies wird durch Stehversuche an alten Menschen geschlossen (16).

Die Kreislauffunktion alter Menschen ohne erkennbare Krankheiten ist daher gekennzeichnet durch:

1. Erhöhung des systolischen und diastolischen Blutdruckes mit Erhöhung der Blutdruckamplitude,
2. Erhöhung des peripheren Gesamtströmungswiderstandes,
3. Verminderung des Herzzeitvolumens in Ruhe und unter Belastung,
4. Verminderung des Schlagvolumens,
5. Erhöhung der arterio-venösen Sauerstoffdifferenz,
6. Steigerung der Herzleistung unter Belastung durch Erhöhung des Füllungsdruckes (FRANK-STARLING),
7. möglicherweise Verringerung der venösen Reservekapazität.

Neben den bisher angeführten Änderungen der Herz-Kreislauffunktion, die bei starken individuellen Schwankungen bei allen alten Patienten in Rechnung zu stellen sind, müssen vor allem häufige Erkrankungen für die Anaesthesie des Alterspatienten berücksichtigt werden. Dabei kommen in Betracht:

Coronare Herzkrankheit,
Hypertonie,
Klappenfehler,
arterielle Verschlußkrankheit,
cerebro-vasculäre Insuffizienz.

Coronare Herzkrankheit

Patienten mit coronarer Herzkrankheit haben unabhängig vom Alter ein ungefähr 2- bis 3mal so großes Operationsrisiko wie die übrigen Patienten (13). Auch im Vergleich von nur alten Patienten über 70 Jahre - mit und ohne Zeichen von coronarer Herzkrankheit - ist die Mortalität bei Patienten mit coronarer Herzkrankheit 2,5mal größer (1). Dabei ist das Risiko je nach Symptomatik und Befund verschieden.

Angina pectoris, Coronarinsuffizienz

Patienten mit gelegentlicher Angina pectoris ohne Ekg-Veränderungen in Ruhe oder unter Belastung, also ohne nachweisbare Coronarinsuffizienz, haben kein erhöhtes Risiko im Vergleich zu anderen Patienten derselben Altersgruppe (12).

Patienten mit stabiler Angina pectoris und Zeichen der Coronarinsuffizienz im Ekg in Ruhe oder unter Belastung haben während oder nach der Operation ein erhöhtes Risiko für schwere Arrhythmien oder Myokardinfarkte.

Patienten mit instabiler Angina pectoris, d. h. mit schnell zunehmender Schwere von Symptomen und Ekg-Befund, haben ein ausgesprochen hohes Risiko bei einer Narkose.

Myokardinfarkt

Ein Myokardinfarkt in der Anamnese erhöht das Risiko eines Reinfarktes durch die Operation. Bei Männern über 50 Jahren hatten von der Gruppe mit vorhergehendem Infarkt 6 % einen Reinfarkt nach der Operation gegenüber 0,7 % von den Patienten ohne vorhergehenden Infarkt (7,18). Entscheidend scheint jedoch die Zeit zu sein, die nach dem ersten Infarkt bis zur Operation vergangen ist. Bei einer Operation innerhalb von 6 Monaten nach einem Infarkt erlitten in einer Untersuchung 12 von 22 = 54 % der Patienten einen Reinfarkt (18). In einer anderen Studie starben 11 von 27 Patienten = 40 %, die innerhalb von 3 Monaten nach einem Infarkt operiert wurden (1). Davon hatten allerdings 14 Patienten subendokardiale Läsionen, von denen nur einer starb, wohingegen von den übrigen 13 Patienten mit transmuralem Infarkt in der Anamnese sogar 10 Patienten starben (1). Das Risiko für die Narkose nimmt mit dem längeren Intervall nach einem vorausgegangenen Infarkt ab. Zwei Jahre nach einem Infarkt ist das Risiko nicht größer als bei anderen Patienten mit Zeichen einer coronaren Herzkrankheit ohne Infarkt (7,1). Wenn irgend möglich, sollte daher eine Operation frühestens 6 Monate nach einem Infarkt vorgenommen werden (12).

Myokardfibrose

Häufig sind Patienten zu finden, die Zeichen einer Durchblutungsstörung des Herzens haben, aber keine Angina pectoris oder einen alten Myokardinfarkt zeigen. Es finden sich AV-Leitungsstörungen, Schenkelblock, ein P sinistrokardiale im Ekg, das häufig das einzige Zeichen einer Durchblutungsstörung sein kann. Als Ursache kommt sowohl eine Sklerose der großen Coronararterien als auch eine Arteriosklerose mit folgender Myokardfibrose in Frage. Bei diesen Patienten ist die postoperative Mortalität oder die Zahl kardialer Komplikationen ebenso groß wie bei Patienten mit Angina pectoris oder Myokardinfarkt in der Anamnese.

Es bleibt immer eine Gruppe von Patienten, bei denen man erst nach der Operation feststellt, daß eine coronare Herzkrankheit vorgelegen hat. Nicht selten verläuft auch ein Infarkt während oder nach der Operation asymptomatisch bzw. die Symptome sind durch die Narkose und Art der Nachbehandlung mit Schmerzstillung etc. verschleiert. Ein Infarkt kann dann nur durch routinemäßige Ekg-Kontrollen entdeckt werden. In einer Studie wären 50 %, in einer anderen 1/3 der postoperativen Infarkte ohne Routine-Ekg-Kontrollen undiagnostiziert geblieben (3, 22).

Alter und coronare Herzkrankheit

Das Alter allein scheint kein wesentlicher Faktor für das Risiko bei einer Operation zu sein. Das Vorliegen einer coronaren Herzkrankheit hat einen wesentlich höheren Einfluß auf die Mortalität als das Alter allein (1, 12). Auch innerhalb der Gruppe mit coronaren Herzkrankheiten ist kein wesentlicher Altersunterschied für das Operationsrisiko festzustellen. Vorstellbar ist, daß Patienten mit schwerer Form der coronaren Herzkrankheit nicht das Alter von 60 Jahren erreichen, und daher die alten Patienten die Gruppe mit einer leichteren Form der Erkrankung darstellen. Dabei ist allerdings zu bedenken, daß die Coronarsklerose auch nach dem 60. Lebensjahr fortschreitet - und oft Einschränkungen der Lungenfunktion hinzukommen, die die Auswirkung einer Coronarinsuffizienz verschlimmern.

Zusammenfassung

Patienten mit ausgeprägten Zeichen einer coronaren Herzkrankheit mit stabiler Angina pectoris, auch im Ekg bestätigter Coronarinsuffizienz, länger zurückliegendem Myokardinfarkt und anderen, wahrscheinlich eher auf arteriolosklerotische Veränderungen mit folgender Myokardfibrose zurückzuführenden Zeichen, wie AV-Leitungsstörungen, Schenkelblock und Vorhofflimmern, haben eine 2- bis 3mal größere Mortalitätsrate während und nach der Operation im Vergleich zu anderen Patienten ohne diese Krankheiten der gleichen Altersgruppen. Innerhalb der Gruppe mit coronarer Herzkrankheit sind keine sicheren Unterschiede an kardialen Komplikationen vor und nach dem 60. Lebensjahr zu erkennen.

Patienten mit instabiler Angina pectoris und weniger als 6 Monate zurückliegendem Infarkt oder einer manifesten Herzinsuffizienz haben ein nochmals stark erhöhtes Risiko für Operation und Narkose.

Hypertonie

Die Hypertonie hat eine direkte Wirkung auf das Herz, indem sie zur Hypertrophie führt. Als indirekte Wirkung kann man die Verschlimmerung der Arteriosklerose, besonders der coronaren und cerebralen Gefäße bezeichnen. 60-75 % der Hpyertoniker sterben an kardialen Komplikationen, 15-20 % an apoplektischem Insult. In den letzten Jahren haben die kardialen Komplikationen zugenommen, die cerebralen abgenommen. Die Beurteilung einer Hypertonie für das Narkose- und Operationsrisiko ist dadurch erschwert, daß nur eine mangelhafte Korrelation zwischen Schweregrad und Dauer der Hypertonie zur Entwicklung kardialer Komplikationen besteht (4). Die anamnestische Abklärung, wie lange eine Hypertonie besteht, ist bei alten Patienten oft schwierig. Dabei ist noch zu bedenken, daß der systolische Blutdruck allein aufgrund der Elastizitätsveränderungen der Gefäße im Alter höher ist, wobei der diastolische Blutdruck sich weniger verändert. Ein Blutdruck von 160-170 systolisch und bis 100 mm Hg diastolisch gilt im Alter noch als normal (4).

Vor einer Narkose sollte möglichst abgeklärt werden:
1. Ob in früherer Zeit ein wesentlich höherer Blutdruck bestan-

den hat; dann kann bei fehlender Therapie der niedrigere Druck das Zeichen einer Herzinsuffizienz sein,

2. ob Auswirkungen der Hypertonie auf das Herz bestehen, erkenntlich durch Herzgröße im Röntgenbild, Ekg-Veränderungen wie Hypertrophiezeichen, pathologischer Linkstyp, Schenkelblock und andere Anomalien (Rhythmusstörungen, Infarktnarben etc.),
3. ob Auswirkungen auf die cerebrale Durchblutung bestehen, insbesondere anamnestisch Schwindel, orthostatische Beschwerden bei früherer antihypertensiver Therapie. Diese Symptome während antihypertensiver Therapie können Zeichen cerebro-vasculärer Insuffizienz sein und bei einem Blutdruckabfall während der Narkose die Gefahr einer cerebralen Komplikation erhöhen.

Bei einer unkomplizierten Hypertonie ohne Zeichen kardialer oder cerebraler Durchblutungsstörung ist das Risiko einer Narkose und Operation nicht wesentlich größer als bei Patienten ohne Hypertonie. Bei Zeichen kardialer, cerebraler und renaler Komplikationen ist das Risiko deutlich erhöht. Eine starke Senkung des Blutdrucks während der Operation ist beim alten Hypertoniker immer eine besondere Gefahr. Man wird daher versuchen, den Blutdruckwert, der sich ohne Therapie nach einigen Tagen Bettruhe einstellt und der fast immer niedriger ist als der am ersten Tag des Krankenhausaufenthaltes gemessene Wert, während und nach der Operation um nicht mehr als 20 - 30 mm Hg bzw. absolut nicht auf weniger als 140 mm Hg absinken zu lassen.

Die Vorbehandlung mit antihypertensiven Medikamenten ist für die Beurteilung vor der Narkose besonders wichtig. Die Reserpin-Vorbehandlung bei einer Gruppe von Patienten über 80 Jahren ergab keine größere Mortalität als bei den übrigen Patienten dieses Alters. Allerdings mußte der Blutdruck häufig mit Vasopressoren aufrechterhalten werden (11). Man wird versuchen, den Blutdruck nur durch einige Tage Bettruhe zu senken und eine antihypertensive Therapie zu vermeiden. Wenn die Hypertonie bereits längere Zeit behandelt wurde und der Blutdruck stabil ist, sollte die Therapie aufrechterhalten werden.

Herzklappenfehler

Kardiale Komplikationen bei Narkose von Patienten mit rheumatischen Herzfehlern sind eng mit dem Funktionszustand des Herzens korreliert. Patienten mit hämodynamisch bedeutsamen Vitien erreichen kaum ein hohes Alter. Dies geht auch aus Statistiken hervor, nach denen das Vorkommen rheumatischer Klappenfehler im Alter abnimmt, Aortenfehler nichtrheumatischer Ursache aber zunehmen. Es handelt sich meist um Verkalkungen der Aortenklappe, die zu Stenosen und/oder Insuffizienz führen (2). Das Narkose- und Operationsrisiko hängt bei den Klappenfehlern von den hämodynamischen Auswirkungen ab.

Die Anaesthesie bei Patienten mit Aortenfehlern erfordert eine besonders sorgfältige Blutdruckstabilisierung. Bei der Aortenstenose ist der coronare Perfusionsdruck niedrig, die Herzarbeit durch hohen intraventriculären Druck erhöht. Bei der Aorteninsuffizienz ist ebenfalls in der Diastole der Druck niedrig, das Herz ist dilatiert und hat daher eine erhöhte Wandspannung. Es hat daneben eine erhöhte Volumenarbeit zu leisten, was zu einem hohen myokardialen Sauerstoffbedarf führt. Ein Blutdruckabfall kann bei diesen Herzfehlern leicht zu einer myokardialen Ischaemie mit Infarkt führen.

Bei der Anaesthesie und Nachbehandlung des Coronarkranken sind die pathophysiologischen Mechanismen der coronaren Herzkrankheit zu berücksichtigen. Die myokardiale Durchblutung ist gestört durch Erhöhung des vasculären Coronarwiderstandes infolge der stenosierenden Coronarsklerose. Wichtig ist aber auch die myokardiale Komponente des Coronarwiderstandes, die vom diastolischen intrakardialen Druck bestimmt wird. Eine Erhöhung des Füllungsdruckes unter Belastung oder durch eine zu starke Volumenauffüllung vermindert den coronaren Fluß durch Verminderung der Druckdifferenz zwischen poststenotischem Coronardruck und dem Coronarsinus und führt damit zur Verringerung der kardialen Leistung. Das Sollvolumen muß auch beim Coronarkranken garantiert sein, die Toleranzgrenzen sind jedoch enger und bedürfen zur Überwachung eventuell zusätzlicher Parameter, wie des diastolischen Pulmonalarteriendruckes oder des zentralen Venendruckes.

Literatur

1. ARKINS, R., SMESSAERT, A. A., HICKS, R.G.: Mortality and morbidity in surgical patients with coronary artery disease. J.A.M.A. 190, 485 (1964).

2. BEDFORD, P.D., CAIRD, F.J.: Valvular disease of the heart in old age. Boston: Little, Brown and Comp., 1960.

3. DRISCOLL, A.C., HOBIKA, J.H., ETSTEN, B.E., PROGER, S.: Clinically unrecognized myocardial infarction following surgery. New. Engl. J.Med. 264, 633 (1961).

4. FRIEDBERG, Ch.K.: Erkrankungen des Herzens. Stuttgart: 2. Aufl., Georg Thieme Verlag 1972.

5. GRANATH, A., JONSSON, B., STRANDELL, T.: Circulation in healthy old men Studied by right heart catheterization at rest and during exercise in supine and sitting position. Acta med. scand. 176, 425 (1964).

6. HORT, W.: Morphologie des alternden Herzens. In: J. Schmidt und E. Lang (Hrsg.): Das Herz des alternden Menschen. Erlangen: Perimed Verlag 1971.

7. KNAPP, R. B., TOPKINS, M. J., ARTUSIO, J. T.: The cerebral accident and coronary occlusion in anesthesia. J.A.M.A. 182, 332 (1962).

8. KNIERIEM, H. J.: Über den Bindegewebsgehalt des Herzmuskels des Menschen. Arch. Kreislaufforsch. 44, 231 (1964).

9. LEON, A. S., BLOOR, C. M.: Exercise effects on the heart at different ages. Abstr. Circulation 17, III-51 (1970).

10. LINZBACH, A. J.: Die Lebenswandlungen der Struktur des Herzens. Verh. Dtsch. Ges. Kreisl. Forsch. 24, 2 (1958).

11. LORHAN, P.H.: Anesthesia experiences with the octogenarian. Anesth. Analg. Curr. Res. 46, 601 (1967).

12. MATTINGLY, T.W.: Patients with coronary artery disease as a surgical risk. Amer. J. Cardiol. 12, 279 (1963).

13. NACHLASS, M.M., ABRAMS, S.J., GOLDBERG, M.M.: The influence of arteriosclerotic heart disease and surgical risk. Amer. J. Surg. 101, 447 (1961).

14. REINDELL, H. KÖNIG, K., ROSKAMM, H.: Funktionsdiagnostik des gesunden und kranken Herzens. Stuttgart, Thieme Verlag, 1967.

15. RÖSSLE, R., ROULET, F.: Maß und Zahl in der Pathologie. Berlin und Wien: Springer 1932.

16. SCHNEIDER, K.W.: Biologische Daten des alternden Herzens. In: J. Schmidt und E. Lang (Hrsg.): Das Herz des alternden Menschen. Erlangen: Perimed Verlag 1971.

17. SMITH, H.: The relation of the weight of the heart to the weight of the body and of the weight of the heart to age. Amer. Heart J. 4, 79 (1928).

18. TOPKINS, M.J., ARTUSIO, J.F.: Myocardial infarction and surgery. Anesthes. Analg. Curr. Res. 43, 716 (1964).

19. WEZLER, K., BÖGER, A.: Die Dynamik des arteriellen Systems. Ergebn. Physio. 41, 291 (1939).

20. WEZLER, K.: Altersanpassung im Kreislauf. Z. Alternsforsch. 3, 199 (1942).

21. WEZLER, K.: Die physiologische Altersinsuffizienz des Herzens. Verh. Dtsch. Ges. Kreisl. Forsch. 24, 74 (1958).

22. WROBLEWSKI, F., LA DUE, J. S.: Myocardial infarction as postoperative complication of major surgery. J.A.M.A. 156, 1212 (1952).

Maßnahmen der anaesthesiologischen Vor- und Nachbehandlung zur Verbesserung der Kreislauffunktion bei Alterspatienten

Von H. BERGMANN

Einleitung

Der Begriff "Kreislauffunktion" läßt sich als sinnvoll geordnetes Zusammenspiel von Herz und Gefäßsystem definieren, das den Zweck verfolgt, die Mikrozirkulation den Bedürfnissen des Organismus entsprechend laufend zu adaptieren und damit die Perfusion der Gewebe zu sichern.

Der Pumpwirkung des Herzens steht dabei die hämodynamische Verteilungs-, Regulierungs- und Austauschfunktion der arteriellen Gefäße ebenso wie das hämostatische Niederdrucksystem gegenüber, welches im Kontakt mit dem interstitiellen Raum das eigentliche Ausgleichs"organ" für die Größe und Aufteilung des zirkulierenden Blutvolumens darstellt (Tab. 1).

Tabelle 1. Kreislauffunktion

Transportsystem, sinnvolles Zusammenspiel von	
1. Herz (Pumpe)	
2. Arteriellem System 15 % Hämodynamik	Verteilung Regulierventil (Arteriolen) Stoffaustausch (Capillaren)
3. Venösem System 85 % Hämostatik	(Niederdrucksystem) Ausgleichs"organ" für Volumengröße und -verteilung (Kontakt mit interstitiellem Raum)
Zweck: Ausreichende und den Bedürfnissen angepaßte Perfusion der Gewebe (Mikrozirkulation)	

Aufgabe der nun folgenden Ausführungen soll es daher sein, unter Berücksichtigung der Veränderungen dieser Funktionen bei alten Menschen (BRAMANN (5), GEBHARDT (9), HALHUBER (11), HÜGIN (14), KÖNIG (17), MAYRHOFER und Mitarb. (22), STEPHEN (32), THENBERGH (34)) diejenigen Maßnahmen herauszustellen, die aus der Sicht des Anaesthesiologen zu einer Verbesserung des Kreislaufes vor und nach der Operation und damit zur Herabsetzung von Morbidität und Mortalität beizutragen imstande sind. Bei der eingeschränkten kardiovasculären Leistungsbreite im Alter wirken sich nämlich pharmakologische Einflüsse der Narkose, die künstliche Beatmung und etwaige intraoperative Blutverluste um so ungünstiger aus, je weniger präoperativ der Versuch unternommen worden ist, die von der Norm abweichenden Veränderungen auszugleichen.

Als einschlägige Krankheitsbilder, die uns dabei zu beschäftigen haben und über die "physiologische Altersinsuffizienz" des Herzens (WEZLER (37)) hinausgehen, sind die coronare Herzkrankheit und der Infarkt, die manifeste chronische Herzinsuffizienz als Folge einer progredienten Abnahme der muskulären Leistungsfähigkeit und die Hochdruckkrankheit zu nennen. Hypovolaemie, Hypoproteinaemie und Anaemie stellen weitere Abweichungen von der Norm dar, die beim alten Patienten häufig anzutreffen sind und auch aus Kreislaufgründen einer Korrektur bedürfen (Tab. 2).

Tabelle 2. Kardiovasculäre Alterssituation

Verminderte "Leistungsreserven" des Herzens
Herabgesetzte Regulationsfähigkeit der Gefäße
"Physiologische Altersinsuffizienz des Herzens" (WEZLER (37))
Coronare Herzkrankheit (Infarkt)
Manifeste chronische Herzinsuffizienz
Hochdruckkrankheit
Hypovolaemie (kleiner ezR), Hypalbuminaemie, Anaemie

I. KARDIOLOGISCHE PROBLEME

Aus dieser Materie ergibt sich zwangsläufig, daß ein Teil der gesamten Fragestellung primär kardiologischer Natur sein muß und dem Anaesthesiologen ein guter interdisziplinärer Kontakt zu empfehlen ist. Einige Bemerkungen zu dieser Thematik seien aus der Sicht des Anaesthesiologen jedoch gestattet:

1. Quantitative Bedeutung der kardiovasculären Altersschäden

Hält man sich zunächst vor Augen, daß 45 % aller Patienten über 60 Jahre manifeste kardiovasculäre Schäden aufweisen (Hochdruck, coronare Herzkrankheit, Cor pulmonale, rheumatische und congenitale Kardiopathien, diabetische Gefäßleiden) (LIU und CALLIS (21)) und daß die Zahl unserer operativen Alterspatienten sowohl absolut als auch relativ immer mehr zunimmt - in unserem eigenen Material der letzten 16 Jahre waren 9 % aller Patienten 70 Jahre und älter (BERGMANN (4)) - so läßt sich die quantitative Bedeutung dieser Probleme richtig ermessen. Der Anaesthesist muß sich präoperativ dieser Patienten besonders annehmen, die Kenntnis von Befunden allein genügt nicht, oft genug werden diese versagen. Nur zusammen mit Vorgeschichte und klinischem Eindruck lassen sich fundierte Entschlüsse zur Vorbehandlung und operativen Belastbarkeit treffen.

2. Operative Belastbarkeit

Daß manifeste Herzinsuffizienz eine Kontraindikation zur elektiven Chirurgie darstellen, liegt nun klar auf der Hand. Nicht so allgemein dürfte bekannt sein, in welchem Ausmaß einmal abgelaufene Infarkte in Abhängigkeit vom seither verstrichenen Zeitraum zum Reinfarkt nach der Operation neigen und damit die operative Sterblichkeit zu belasten imstande sind (TOPKINS und ARTUSIO (35)) (Tab. 3).

Tabelle 3. Postoperative Infarktgefährdung (Männer, 50 Jahre und älter)

a) Ohne vorherigen Infarkt	0,95 %
b) Mit vorherigem Infarkt	
vor weniger als 6 Monaten	54,5 %
vor 6 bis 12 Monaten	25,0 %
vor 1 bis 2 Jahren	22,4 %
vor 2 bis 3 Jahren	5,9 %
vor mehr als 3 Jahren	1,0 %
Mortalität des postoperativen Infarktes	
a) Ohne vorherigen Infarkt	26,5 %
b) Mit vorherigem Infarkt	70,0 % !!

(TOPKINS und ARTUSIO (35))

So beträgt die postoperative Infarktgefährdung innerhalb von 6 Monaten nach einem stattgehabten Infarkt immerhin 54,5 % und geht erst nach 3 Jahren auf eine Zahl von 1,0 % zurück, die in den Bereich des Kontrollwertes von I, 95 % zu liegen kommt. Die Mortalität des postoperativen Reinfarktes wird dabei mit 70 % angegeben. Weise Zurückhaltung bei der Durchführung nicht dringlicher Eingriffe scheint daher in diesen Fällen am Platze zu sein.

3. Digitalisprobleme

Die präoperative prophylaktische Digitalisierung des nicht dekompensierten Altersherzens ist ein weiteres Problem, das seit langem diskutiert wird (GOLDBERG und Mitarb. (10), POWELL (26), VOIT und FREY (36), WHEAT und BURFORD (38)). Der Wirkungsmechanismus der Herzglykoside (Tab. 4) läßt nun einen Effekt auch

Tabelle 4. Wirkungsmechanismus der Herzglykoside

1. Positiv inotrop (Myosin)
   Erhöhung der Kontraktionsamplitude und Verstärkung der systolischen Kontraktion

   Molekularebene:

   Hemmung der Na-K-aktivierten Membran-ATPase
   Blockierung der Na-Pumpe
   Anstieg von i.z.Na^+... i.z.Ca^{++}...dp/dt

   Dadurch:

   Verringerung des systolischen Restvolumens
   Erhöhung des Schlag- und Minutenvolumens
   Senkung des venösen Druckes

2. Negativ chronotrop
   Direkte Hemmung des RLS sowie Vaguseffekt,
   Verlangsamung der Herzfrequenz
   (Digitalis stärker als Strophantin)

   Dadurch:

   Bessere diastolische Füllung des Herzens

---

beim nicht nachweisbar versagenden, aber immerhin geschädigten Myokard verständlich erscheinen. Im Vordergrund steht dabei die positive Inotropie, der auf Molekularebene die Hemmung einer ATPase mit Blockierung der Na-Pumpe und letztlichem Anstieg des intracellulären Ca^{++}-Gehaltes entspricht (LANGER (19)). Ist man sich daher über die akutellen Gefahren einer Digitalistherapie im klaren, vermeidet man nach Möglichkeit Schnelldigitalisierung, und ist man vor allem in der Lage, Ekg und K^{+}-Spiegel laufend zu überwachen, so kann u. E. die Indikation zur Gabe von Herzglykosiden weit gestellt werden.

Tabelle 5. Wirkungsunterschied der Herzglykoside

---

1. Strophantin

   rascher Wirkungseintritt
   kurze Wirkungsdauer (wenige Stunden)
   geringer Vaguseffekt

2. Lanatoxid c (Cedilanid$^{(R)}$)

   längere Latenzzeit
   längere Haftzeit (1 bis 2 Tage)

3. Digitoxin

   Wirkungsbeginn um Stunden verzögert
   Haftfähigkeit mehrere Tage

Bei der Auswahl der Präparate (Tab. 5) wird man sich vom gewünschten Wirkungseintritt und von der Wirkungsdauer leiten lassen. Der eigentliche Effekt an der Herzmuskelzelle ist ja bei allen Präparaten gleich, was sich durch ihren ähnlichen chemischen Aufbau (Tab. 6) und ihre strukturelle Verwandtschaft leicht erklären läßt.

Unser eigenes Vorgehen (Tab. 7) lehnt sich an einen Vorschlag von STERZ (33) an. Digitalisiert werden nicht nur manifeste, sondern auch latente Herzinsuffizienzen und grundsätzlich alle Patienten über 60 Jahre, auch wenn klinisch im Ekg keine Zeichen von myokardialer Schädigung nachweisbar sind. Die Auswahl der Präparate richtet sich nach der Herzfrequenz, Einzelgaben werden nicht in Infusionen verzettelt, sondern vorgespritzt.

4. Antihypertensiva

Und nun noch einige Worte über die Wertigkeit der Hochdruck-

Tabelle 6. Aufbau und strukturelle Verwandtschaft der Herzglykoside

Lanata-Glykosid

(Cedilanid)

A B C

Acetyl-Abspaltung

Purpurea - Glykosid

A B C

Glukose-Abspaltung

Digitoxin Gitoxin Digoxin

Lanicor

Strophanthosid

Abspaltung von Cymarose/Rhamnose

Strophantin

Hydrolytischer Zerfall in Genin(Aglykon/Steran) und Zucker

Tabelle 7. Kardiale Vorbehandlung chirurgischer Patienten (nach STERZ (33))

a. Indikation zur Digitalisierung

Manifeste Herzinsuffizienz mit Zeichen der

Rechtsherzschwäche (gestaute Halsvenen, vergrößerte Leber, evtl. Ascites, Anasarka/Bein, Rücken,Bauch)

Linksherzschwäche (Atemnot, Stauungsbronchitis mit Rasseln, beginnendes Lungenödem, Haemoptysen)

Latente Herzinsuffizienz

Bekannte Klappendefekte

Alte Herzinfarkte

Überstandene rheumatische Infekte

Alle Patienten über 60 Jahre

b. Anwendung der Glykoside (Auswahl und Tagesdosen)

Herzfrequenz über 100 bis 120/min	Cedilanid 0,4 bis 0,6 mg i.v.
Herzfrequenz 60 bis 100/min	Lanicor 0,25 bis 0,75 mg i.v.
Herzfrequenz unter 60/min	Strophantin 0,125-0,25 mg i.v.
evtl.mit	Euphyllin 0,12 bis 0,24 mg i.v.

!! Glykoside nicht in die Infusion, sondern vorspritzen!!

krankheit und die Bedeutung der Antihypertensiva für die Anaesthesie (HICKLER und VANDAM (11)):
Auch hier soll zunächst darauf hingewiesen werden, daß nach US-Statistiken (STAMLER und Mitarb. (31)) 10 bis 30 % aller Erwachsenen erhöhte Blutdruckwerte aufweisen und jeder 10. bis 20. Patient, den man narkotisieren muß, an Hochdruck leidet. Die Hypertonie an sich stellt kein erhöhtes Operationsrisiko dar, gravierend sind lediglich die vasculären Komplikationen (FRIEDBERG (8), LEE und ATKINSON (20)). Ausschlaggebend für die Beurteilung des Einzelfalles wird daher das Stadium der Hochdruckkrankheit

Tabelle 8. Stadien der Hochdruckkrankheit (normales HZV, normale Blutviscosität, erhöhter peripherer Widerstand)

1. Labile Hypertonie
2. Stabile diastolische Hypertonie
3. Nachweisbare Organschäden
4. Organversagen
   (Apoplexie, Infarkt, Stauungsinsuffizienz des Herzens, Azotaemie)

Sonderverlauf: Maligne Hypertension

sein (Tab. 8), die Schweregrade reichen von den ersten Anzeichen einer labilen Druckerhöhung bis zur malignen Hypertension mit all ihren schwersten Organveränderungen. Eine aktive Therapie mit Antihypertensiva setzt sich daher berechtigterweise zunehmend durch, Überlebenszeit (PERRY und Mitarb. (25)), Komplikationsraten (CROUT und BROWN (7)) und Todesursachen (HODGE und SMIRK (13)) werden damit nachweislich günstig beeinflußt (Tab. 9).

Tabelle 9. Effekt der antihypertensiven Therapie

Kriterium	behandelt	unbehandelt
5 Jahre Überlebenszeit	37 %	3 %
Zahl der Komplikationen (Apoplexie, Infarkt, Azotaemie)	9 %	43 %
Todesursachen:		
Apoplexie	23 %	40 %
Herzinsuffizienz	6 %	23 %

Der therapeutische Effekt dieser Substanzen beruht auf einer Inaktivierung des adrenergischen Systems, die sich daraus ergebenden Konsequenzen für die Anaesthesie schon im Rahmen der Vorbehandlung abzuschwächen, ist angezeigt. In Tabelle 10 sind als gebräuchlichste Antihypertensiva das Diureticum Chlorthiazid, das Rauwolfia-Alkaloid Reserpin, die Sympatholytica Brethylium und Guanethidin, der Monoaminoxydasehemmer Iproniazid, das Alpha-Methyl-dopa und das Hydralazin angeführt. Wirkungsmechanismen und spezifische Probleme werden angedeutet. Potentielle Gefahren für die Anaesthesie (Tab. 11) (HÜGIN (15), OMINSKY und WOLLMAN (24), PRYS-ROBERTS und Mitarb. (27,28))liegen in der bestehenden Vasodilatation, im Fehlen einer positiv inotropen Kompensation, im vagalen Übergewicht, in Synergismen mit Substanzen, die bei der Narkose Anwendung finden und in einer veränderten Wirkung auf exogene Vasopressoren. Diese Gefahren zu kennen, stellt bereits den besten Schutz dagegen dar. Antihypertensiva bei guter Einstellung temporär abzusetzen, halten wir wegen der dadurch auftretenden Gefährdung von Herz, Hirn und Niere und wegen der langen Abklingphase für nicht angezeigt. Dem bestehenden Mechanismus der Vasodilatation kann schließlich im Rahmen der unmittelbar präoperativen Vorbehandlung durch zu-

Tabelle 10. Gebräuchlichste Antihypertensiva

Substanz	Wirkungsmechanismus	Probleme
Chlorothiazid Chlotride[R]	Diureticum, Hemmung der tubulären Rückresorption (Na, Cl, K, HCO_3) Na-Schwund d. Gefäßwand	Hypovolaemie, Hypokaliaemie, Alkalose, kein Ansprechen auf Norardrenalin
Reserpin Serpasil[R]	Na-Entspeicherung Hypothalamus und postganglionäre symp. Nervenendigung	Bradykardie (vagaler Reiz) Sedierung Depression
Brethylium Darenthin[R] Guanethidin Ismelin[R]	Sympathicolytica NA-Freisetzung an symp. Nervenendigung blockiert	Verminderter Effekt auf indir. symp. mim. Amine (Ephedrintyp)
Iproniazid Marsilid[R]	MAO-Hemmer (NA-Abbau) Interferenz mit ACh Impulsübertragung erschwert	Potenzierung von Barb. Morphin u. indir.symp.mimet. Amine
Methyl-dopa Aldomet[R]	Falsche Überträgersubstanz (Methyl-NA), ist weniger wirksam	Bradykardie direkter positiver Coombstest
Hydralazin Nepresol[R]	Direkte Hemmung der glatten Gefäßmuskulatur	Tachykardie

Tabelle 11. Gefahren der Antihypertensiva für die Anaesthesie

Vasodilatation	Problematik wie bei "kontrollierter Blutdrucksenkung"
Keine positiv-inotrope Kompensation	Negative Inotropie während der Narkose
Synergismen	Thiobarbiturate, Halothan, d-Tubocurin, Ganglienblocker
Veränderte (erhöhte oder erniedrigte) Wirkung auf exogene Vasopressoren	Auswahl des Vasopressors (dir. oder indir. symp. mimet. Amine, Katecholamine)
Gefahren bei temporärem Absetzen der Antihypertensiva: Herzversagen, Apoplexie, Nierenschädigung (Druckanstieg)	

sätzliche Volumenauffüllung (mit körpereigenen kolloidalen Substanzen) am besten begegnet werden.

II. INFUSIONSPROBLEME

Damit klingen bereits Infusionsprobleme an, denen auch aus

Kreislaufgründen beim alten Patienten sowohl vor als auch nach der Operation ein besonderes Augenmerk zugewandt werden muß.

Tabelle 12. Einflußgrößen im Alter
(Volumen, Zusammensetzung, Geschwindigkeit)

Degenerative Veränderungen parenchymatöser Organe (Polymorbidität)
(eingeschränkte Leistungsbreite, geringe Reserven)

Niere	Flüssigkeits- und Elektrolytregulation
Herz	Perfusionspumpe
Leber	Proteinsynthese
Gehirn	Bewußtseinslage

Störung durch Grundkrankheit

(gestörte Nahrungsaufnahme, konsumierendes Leiden, Bettlägerigkeit, Apathie, Bewußtseinsstörung)

Daher:
Hypovolaemie, Elektrolytstörung (K^{+} - und Mg^{+} -Mangel), Hypoproteinaemie, Anaemie

1. Einflußgrößen (Tab. 12)

Die Polymorbidität des Greises (BENKE (2)) mit degenerativen Veränderungen der parenchymatösen Organe stellt zusammen mit sonstigen Störungsfaktoren des Alters und der bestehenden Grundkrankheit eine starke Belastung für den Wasser- und Salzhaushalt und damit auch für die Kreislauffunktion dar, die therapeutisch sinnvoll vermindert werden muß.

2. Überwachung der Infusionstherapie

Die Überwachung jeder zweckmäßigen und längerdauernden Infusionstherapie im Alter bedarf ferner sowohl einer exakten Bilanzierung (Ein- und Ausfuhr, Einbeziehung aller Verluste, Serum- und Harnionogramme) als auch einer laufenden Kontrolle des zentralen Venendruckes über einen Cava-Katheter. Bei sorgfältiger Pflege des Katheters sind potentielle Gefahren der Methode vermeidbar, die Indikation dazu sollte großzügig gestellt werden. Unser eigenes Zahlenmaterial seit 1968 (Tab. 13) bestätigt diese Aussage. 43,3 % aller 1.338 Katheter wurden allein in den letzten 9 Monaten gelegt, seit 3 Jahren wird praktisch nurmehr der klassische Weg über die V. anonyma gewählt. Eine grundsätzliche Röntgenkontrolle während des Vorganges verhindert mit Sicherheit Fehlpositionen (Tab. 14), die sonst - wie die Auswertung unserer ersten Serie zeigt - in 13,4 % aufgetreten wären.

3. Volumenzufuhr (Wasser- und Elektrolythaushalt)(Tab. 15)

Bei der prä- und vor allem postoperativen Sorge um den Wasserhaushalt scheint uns nun eine oft folgenschwere Inkonsequenz vorab erwähnenswert: Den herzkranken alten Patienten in seiner Flüssigkeitszufuhr zu restringieren, ist eine althergebrachte

Tabelle 13. Cava-Katheter.Eigenes Material 1968-1972 (bis 28.9.)

	Einführung des Katheters über								Summe	
	V.anonyma		V.basilica V.cephalica		V.jugularis		V.femoralis			
	Zahl	%	Zahl	%	Zahl	%	Zahl	%	Zahl	%
1968			17	100,0					17	1,2
1969	6	5,0	106	88,3	6	5,0	2	1,7	120	8,9
1970	193	95,0	5	2,5	5	2,5			203	15,2
1971	410	97,8	3	0,7	5	1,1	1	0,4	419	31,4
1972	572	98,7	2	0,5	5	0,8			579	43,3
Summe	1181	88,3	133	10,0	21	1,5	3	0,2	1338	100,0

Tabelle 14. Position des Cava-Katheters nach dem ersten Einführungsversuch (n=195). Kontrolle mit Bildverstärker

	Position des Katheters	
	richtig	falsch
V. cava sup.	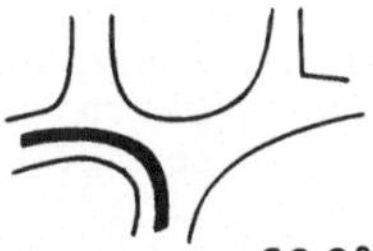 86,6%	
Schlingenbildung		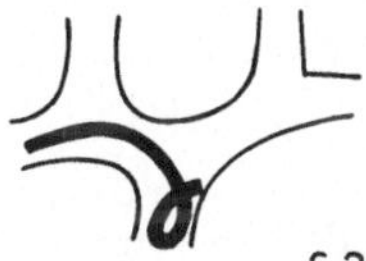 6,2%
V. jugularis int.		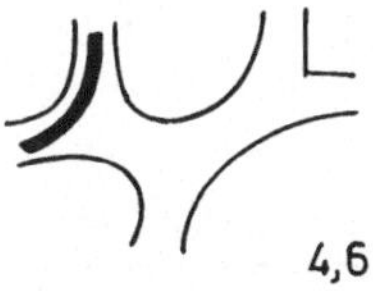 4,6%
V. brachiocephalica sin.		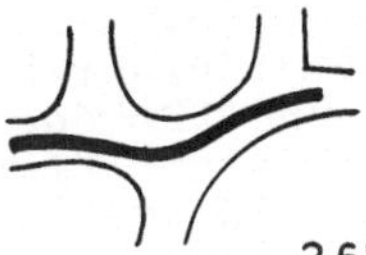 2,6%
Ergebnis	86,6%	13,4%

Tabelle 15. Infusionsprobleme:
Volumenzufuhr (Wasser- und Elektrolythaushalt)

Falsch: Einschränkung wegen Kardiopathie!

Hypoperfusion der vorgeschädigten Niere
Akutes postoperatives Nierenversagen

Richtig: Ausreichende Flüssigkeitszufuhr für ausreichendes Harnzeitvolumen

(osmotische Diurese/erschwerte Eliminierung harnpflichtiger Substanzen bei Isosthenurie)

(24 Std.-Dauertropfinfusion, funktionstüchtiges Labor)

Elektrolyte nach Bilanz (K^+ ! Mg^{++} !)
"Prophylaktische Hypervolaemie" unmittelbar vor der Operation!

Gewohnheit, die beim internistischen Patienten zu Recht bestehen mag. Unter den besonderen Bedingungen einer Operation ändert sich aber die Problematik insofern, als rigorose Flüssigkeitsbeschränkung zur zusätzlichen Hyperfusion der ohnehin schon vorgeschädigten Niere führt und das akute postoperative Nierenversagen dann oft nicht mehr aufgehalten werden kann (AHNEFELD und Mitarb. (1), COCKETT (6)).

Eine degenerativ funktionsgestörte Altersniere benötigt eher mehr Flüssigkeit, um ihren Ausscheidungspflichten gerecht werden zu können. Den optimalen Weg zwischen Lungenödem und Nierenversagen hier zu finden, ist oft nur unter Einsatz aller Intensivüberwachungsmöglichkeiten mit Hilfe von osmotischen Diuretica, einem kontinuierlichen Infusionsprogramm um die Uhr und einem gut und dauernd funktionstüchtigen Labor möglich. Auch eine exakt bilanzierte Elektrolytzufuhr darf dabei nicht vergessen werden.

Eine Auffüllung des intravasalen Raumes mit volumenwirksamen körpereigenen kolloidalen Substanzen im Sinne einer "prophylaktischen Hypervolaemie" etwa unter gleichzeitiger Anwendung gefäßerweiternder Substanzen (Hydergin R) soll als unmittelbar präoperative Maßnahme zur ergänzenden Stabilisierung des Kreislaufes ebenfalls noch Erwähnung finden (KIRCHNER (16)).

4. Eiweißzufuhr (Hypalbuminaemie)

Eine bestehende Hypalbuminaemie bei meist verminderter Proteinsynthese in der degenerativ veränderten Leber ist ebenfalls behandlungsbedürftig. Die Zufuhr körpereigener Plasmaproteine in Form von Serumkonserven, PPL oder Albuminlösung wirkt dabei rasch und gut im Sinne einer Kreislaufauffüllung und Wiederherstellung normaler kolloidosmotischer und Viscositätsverhältnisse des extracellulären Raumes. Auf die Hepatitissicherheit der verwendeten Präparate soll dabei besonders hingewiesen werden.

Nicht aber sollte man sich zu dem Fehlschluß verleiten lassen, damit auch gut für den Baustoffwechsel verwertbare, weil körpereigene Eiweißkörper zugeführt zu haben (Tab. 17). Haftet doch dem Albumin als wertvollstem Bestandteil der Plasmaproteine ein relativer Isoleucin- und Tryptophanmangel an, und kommt es, der Albuminkinetik entsprechend, zunächst nur zur reinen Ablagerung im extracellulären Pool, aus dem mit einer Halbwertzeit von 17 Tagen erst der allmähliche Abbau zu Aminosäuren erfolgt, diese also nur verzögert zur Synthese verfügbar werden (BERGMANN (3), SCHULTZE und HEREMANS (30)).

Denkt man zudem daran, daß jeder Eiweißmangel schon initial zu einem Teufelskreis (Tab. 18) führt (NIKLAS und Mitarb. (23)), der mit kurzfristigem Abbau von Enzymeiweiß, dadurch ungenügender Proteinverwertung, ungenügendem Aufbau des Enzymsystems und erhöhter Unfähigkeit, oral Angebotenes zu utilisieren, einhergeht und daß überschießende Stickstoffverluste, gestörter Gewebeaufbau und Wundheilungsstörungen die Folge davon sind, so liegt die Antwort darauf nur in einer ebenfalls bilanzierten parenteralen Ernährung, deren Kaloriengehalt und Zusammensetzung den besonderen Erfordernissen des greisen Patienten entsprechen muß und die die Zufuhr körpereigener Proteine sinnvoll zu ergänzen imstande ist.

Tabelle 16. Infusionsprobleme: Eiweißzufuhr (Hypalbuminaemie)

Mittel der Wahl: Körpereigene kolloidale Infusionsmittel

a. Serumkonserve (Biseko[R], Seretin[R])

Konzentration	5,0 %
Proteine	Relation wie Nativserum (Albumin, Immunglobuline)
Keine lösungslabilen Fraktionen	(I, II, VIII, Lipoproteine)
Hepatitissicher (vorbehandelt)	
Haltbarkeit	3 Jahre bei +4° C

b. Pasteurisierte Plasmaproteinlösung (PPL)

Konzentration	3,8 bis 4,3 %
Proteine	85 % Albumin (keine Immunglobuline)
Hepatitissicher (10 Std. bei 60° erwärmt)	
Haltbarkeit	3 Jahre bei Raumtemperatur 5 Jahre bei + 4° C

c. Albuminlösung

Konzentration	3,6 bis 5,0 bis 20,0 %
Proteine	97 bis 100 % Albumin (keine Immunglobuline)
Hepatitissicher	
Haltbarkeit	wie PPL

Tabelle 17. Eingeschränkte Verwendbarkeit der Plasmaproteine (Albumin) für den Baustoffwechsel

a. qualitativ	Relativer Isoleucin- und Tryptophanmangel
b. Latenzzeit	Zunächst Ablagerung, erst nach Abluminabbau (t/2= 17 Tage) für Synthese verfügbar

c. Albumin-Kinetik

Albuminpool (extrazellulär) 250 bis 300 g
intravasal 110 bis 140 g (30 bis 40 %)
interstitiell 160 bis 190 g (60 bis 70 %)

Abbau: tgl. 10 bis 16 g (1/10 des i. vas. Pools)
(Magen und Jejunum etwa 70 %)

5. Blutzufuhr (Anaemie) (Tab. 19)

Höhergradige Anaemien schließlich, die im komplexen Krankheitsbild des alten Patienten nicht selten mit enthalten sind, zwingen aus Kreislaufgründen ebenfalls, sowohl vor als auch nach der Operation zu aktivem Handeln.

Tabelle 18. Pathophysiologie des Eiweißmangels (Circulus vitiosus) (modifiziert nach NIKLAS und Mitarb. (23))

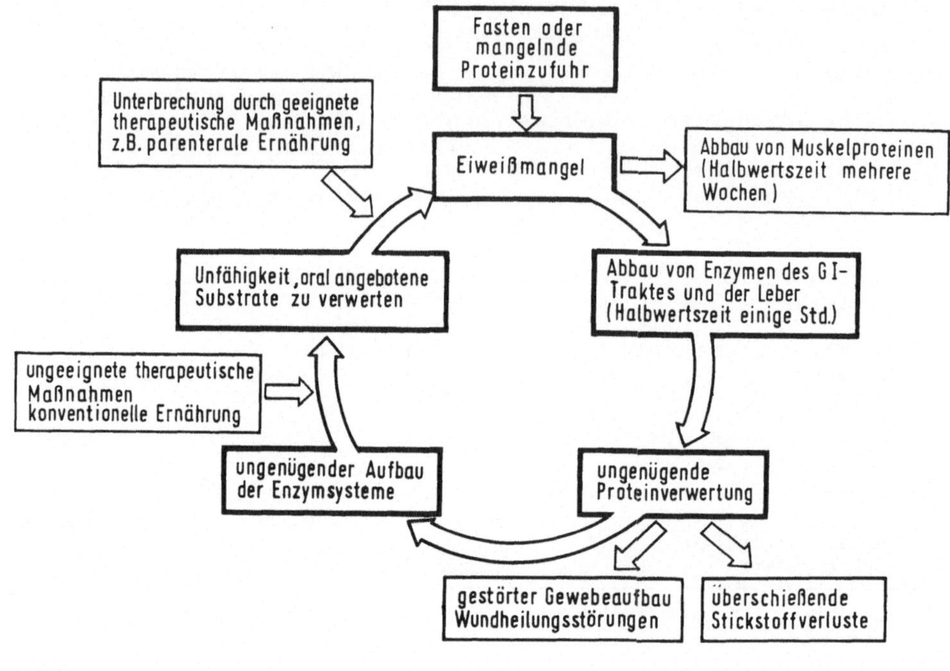

Tabelle 19. Infusionsprobleme: Blutzufuhr (Anaemie)

Gefahr durch Anaemie:

O_2-Versorgung der Gewebe bei besonderen Situationen nicht mehr gewährleistet

Sondersituation des Alters: Gestörter Gasaustausch, Hypovolaemie

Daher: Normale Indikationsgrenze (akuter Volumenverlust) überschreiten! (Hb 11 g % Hk 30 %)

Mittel der Wahl: Erythrozytenkonzentrat qualitativ hochwertig (CPD, 2, 3 DPG)

Infusionsgeschwindigkeit (Nebenschluß) 0,5 ml/kg/Std. (1 Ery.Konz. 8 Std.)

Der Gefahren jeder Bluttransfusion wohl bewußt, scheint uns trotzdem hier die strenge Einhaltung der beim akuten Volumenverlust geübten Indikationsgrenze eines Hb von 11 g% und eines Hämatokrit von 30 % - mit dabei optimaler O_2-Transportkapazität - nicht gerechtfertigt zu sein. Fehlt es doch in der Regel am normalen Gasaustausch und vor allem auch an einer Normovolaemie, so daß hier höhere Hb-Konzentrationen erforderlich werden, um vor allem in Sondersituationen eine ausreichende O_2-Versorgung der Gewebe zu gewährleisten.

Erythrozytenkonzentrate, unter optimalen Lagerungsbedingungen - etwa im CPD-Stabilisator mit Zusatz von Adenin und Ascorbinsäure - vital erhalten (KREUGER und Mitarb. (18), WOOD und BEUTLER (39)), weisen einen nur geringen Abfall des 2,3 DPG und damit eine weitgehend normale O_2-Affinität ihres Hb auf und sind daher für unsere speziellen Zwecke besonders wertvoll. Mit einer Transfusionsgeschwindigkeit von nicht mehr als 0,5 ml/kg/Stunde (= 1 Erythrozytenkonzentrat in 8 Stunden) belasten sie - im Nebenschluß zur sonstigen Dauertropfinfusion gegeben - den kardiovasculär geschädigten Patienten in keiner Weise und stellen eine zusätzliche und letzte Verbesserungsmöglichkeit der Kreislauffunktion des alten Patienten sowohl vor als auch nach der Operation dar.

Zusammenfassung

In Form einer Übersicht werden kardiologische und Infusionsprobleme beim alten Patienten vor und nach der Operation abgehandelt. Im kardiologischen Abschnitt wird im einzelnen zunächst zur quantitativen Bedeutung kardiovasculärer Altersschäden (manifeste Herzinsuffizienz, Hochdruck, coronare Herzkrankheit) und zur Frage der operativen Belastbarkeit kreislaufgeschädigter Patienten (postoperatives Infarktrisiko) Stellung genommen. Die prophylaktische Digitalisierung des Alterspatienten wird dabei bejaht, die eigene Vorgangsweise angeführt und Bedeutung sowie Anaesthesierisiko der antihypertensiven Therapie diskutiert. Schutzmaßnahmen dagegen werden besprochen, ein temporäres Absetzen der Antihypertensiva vor der Operation wird wegen der daraus resultierenden potentiellen Gefahren abgelehnt.

Die Art und Durchführung der Infusionstherapie beim alten Patienten wird durch die bestehende degenerative Leistungsbeschränkung der parenchymatösen Organe und durch Störungsfaktoren der Grundkrankheit bestimmt. Auf die Notwendigkeit einer exakten Überwachung und Bilanzierung (großzügige Indikation zum Cava-Katheter!), auf eine sinnvolle und ausreichende Flüssigkeitszufuhr auch beim Herzgeschädigten und auf eine rechtzeitige Beeinflussung der oft vorhandenen Hypovolaemie (hypotone Dehydration), Hypalbuminaemie und Anaemie des alten Patienten wird besonders hingewiesen.

Literatur

1. AHNEFELD, F., W., ISRANG, H. H., HALMAGYI, M. und HEYMER, G.: Thanatogenetische Faktoren bei Eingriffen im höheren Lebensalter. Anaesthesiologie und Wiederbelebung 47, 152 (1970).

2. BENKE, A.: Geriatrische Anaesthesie. Anaesthesiologie und Wiederbelebung 47, 108 (1970).

3. BERGMANN, H.: Die Bedeutung der Bluttransfusion in der parenteralen Ernährung. In: Parenterale Ernährung (eds. HARTMANN, G. u. BERGER, H.) pp. 204. Bern-Stuttgart-Wien: Huber 1972.

4. BERGMANN, H.: 20 Jahre Spinalanaesthesie. Ein klinischer Erfahrungsbericht. Anaesthesist 21, 133 (1972).

5. BRAMANN, H. v. und HEROLD, G.: Anaesthesie bei über 80jährigen. Anaesthesist 18, 321 (1969).

6. COCKETT, A. T. K.: Management of fluids and electrolytes in the aged. Internat. Anesth. Clin. 3, 103 (1964).

7. CROUT, J. R. and BROWN, B. R.jr.: Anesthesia and the hypertensive patient. Clin. Anesth. 3, 151 (1968).

8. FRIEDBERG, C. K.: Diseases of the heart, ed. 3. Philadelphia: W. B. Saunders Co. 1966.

9. GEBHARDT, W.: Physiologie und Pathophysiologie des alternden Herzens. 1. Ärztetagung in der Präklinik Geriatrie, 18.-20.9.1971, Erlangen.

10. GOLDBERG, H. A., MALING, H. M. and GAFFNEY, T. E.: The value of prophylactic digitalization in halothane anesthesia. Anaesthesiology 23, 207 (1962).

11. HALHUBER, M. J.: Altersherz und Alterslunge. Wien. med. Wschr. 114, 787 (1964).

12. HICKLER, R. B. und VANDAM, L. D.: Hypertension. Anaesthesiology 33, 214 (1970).

13. HODGE, J. V. and SMIRK: The effect of drug treatment of hypertension on the distribution of the deatles from various causes: A study of 173 deatles amony.

14. HÜGIN, W.: Anästhesie bei Operationen an Greisen. Praxis (Bern) 46, 829 (1957).

15. HÜGIN, W.: Fragen der Anaesthesie bei Patienten, die unter Hochdruckbehandlung stehen. Anaesthesist 12, 280 (1963).

16. KIRCHNER, E.: Neue Gesichtspunkte in der präoperativen Kreislauftherapie beim alten Menschen. Proc. 1. Europ. Anaesth. Kongr. Wien 1962 (48-1).

17. KÖNIG, K.: Die Leistungsfähigkeit des alternden Kreislaufs. 1. Ärztetagung in der Präklinik Geriatrie, 18.-20. 9.1971, Erlangen.

18. KREUGER, A., AKERBLOM, O., und HÖRMANN, C. F.: Citrate-Phosphate Dextron (CPD) blood with ademine in low concentration.

19. LANGE, G. A.: The intrinsic control of myocardial contraction - ionic factors. New Engl. J. Med. 285, 1065 (1971).

20. LEE, J. A. and ATKINSON, R. S.: A synopsis of Anaesthesia, ed. 5. Baltimore: The Williams & Wilkins Co. 1964.

21. LIU, St. C. K. and CALLIS, G.: Preoperative evaluation and preparation of the aged patient with cardiovascular disease. Internat. Anaesth. Clin 3, 31 (1964).

22. MAYRHOFER, O., KREUZER, M. und NIESSNER, G.: Grundprinzipien der Narkoseführung im Senium. Anaesthesiologie und Wie-Wiederbelebung 47, 101 (1970).

23. NIKLAS, A., QUINCKE, E.,MAURER, W. und NEYEN, H.: Messung der Neubildungsraten der biologischen Halbwertszeiten des Eiweißes einzelner Organe der Zellgruppen bei der Ratte. Biochem. Z. 330, 1 (1958).

24. OMINSKY, A. J. and WOLLMAN, H.: Hazards of General Anesthesia in the Reserpinized Patient. Anaesthesiology 30, 443 (1969).

25. PERRY, H. M. jr, SCHROEDER, H. A., CATANZARO, F. J., MOORE-JONES, D. and CAMEL, G. H.: Studies on the control of hypertension. VIII. Mortality, morbidity and remissions during twelve years of intensive therapy. Circulation 33, 958 (1966).

26. OWELL, W. F.: Operative course of digitalized surgical patients. Anaesthesiology 14, 159 (1953).

27. PRYS-ROBERTS, C., MELOCHE, R. and FOEX, P.: Studies of anaesthesia in relation to hypertension. I. Cardiovascular responses of treated and untreated patients. Brit. J. Anaesth. 43, 122 (1971).

28. PRYS-ROBERTS, C., GREEN, L. T., MELOCHE, R. and FOEX, P.: Studies of anaesthesia in relation to hypertension. II. Haemodynamic consequences of inducation and endotracheal intubation. Brit. J. Anaesth. 43, 531 (1971).

29. SCHORER, F.: Altersveränderungen und ihre Berücksichtigung bei der Anaesthesie. Anaesthesist 6, 381 (1957).

30. SCHULTZE, H. E. and HEREMANS, J. F.: Molecular Biology of Human Proteins. Vol. I: Nature and Metabolism of Extracellular Proteins. Amsterdam-London-New York: Elsevier Publ. Comp. 1966.

31. STAMLER, J., STAMLER, R. and PULLMANN, T. N. (eds.): The Epidemiology of Hypertension. New York: Grune and Stratton 1967.

32. STEPHEN, C. R. und GROSSKREUTZ, D. C.: Anaesthesie bei geriatrischen Patienten. Ärztliche Wochenschrift 13, 517, 541 (1958).

33. STERZ, H.: Persönliche Mitteilung.

34. THEN BERGH, G.: Besondere Gesichtspunkte der prä- und postoperativen Herz- und Kreislauftherapie in der Alterschirurgie. Med. Welt 1, 90 (1965).

35. TOPHINS, J. J. and ARTUSIO, J. F.: Myocardial infarction and surgery. Anesth. Analg. 43, 716 (1964).

36. VOIT, J. und FREY, R.: In welchen Fällen soll man vor grösseren operativen Eingriffen Herzglykoside geben? Dtsch. med. Wschr. 85, 1509 (1960).

37. WEZLER, K.: Die physiologische Altersinsuffizienz des Herzens. Verh. dtsch. Ges. Kreislaufforschung 24, 74 (1958).

38. WHEAT, M. W. jr. and BURFORD, T. H.: Digitalis in surgery: extension of classical indications. J. Thorac. Cardiov. Surg. 41, 162 (1961).

39. WOOD, L. and BEUTLER, E.: The use of ascorbic acid in the maintenance of 2,3 Diphosphoglycerate (2,3 DPG) levels in stered blood. AABBXXV Ann. Meet. and Internat. Soc. Blood Transf. XIII Internat. Congress 27.8.-2.9.1972, Washington, D.C.

Möglichkeiten zur Verbesserung der Herzfunktion bei kardiogenen Notfällen durch Schrittmacherimplantation und Gegenpulsation

Von W. WERNITSCH und E. KESSLER

Als Folgezustände degenerativer und entzündlicher Veränderungen, die die spezifische Herzmuskulatur treffen, kommt es zum Auftreten von Blockierungen der atrio-ventriculären Überleitung. Die Ventrikel schlagen nur noch mit einer Eigenfrequenz um 30-40 Pulse pro Minute. Pathophysiologische Untersuchungen haben gezeigt, daß das gesunde Herz die langsame Kammerfrequenz des totalen AV-Blockes soweit kompensieren kann, daß das Herzminutenvolumen auch bei Belastung ausreichend groß gehalten werden kann. Der Anstieg des Herzschlagvolumens macht jedoch einen erheblichen Anstieg der Herzarbeit notwendig. Das Herz der meisten Patienten mit einem totalen AV-Block ist aber wegen anderer Herzmuskelerkrankungen (Coronarsklerose) nicht in der Lage, die erforderliche Herzarbeit in ausreichendem Maße zu leisten. Die Folgen sind eine Reduktion des Herzminutenvolumens mit peripheren Durchblutungsstörungen, ein Absinken des arteriellen Mitteldruckes sowie das Auftreten einer Herzinsuffizienz. Beim Umspringen vom Sinusrhythmus mit intakter AV-Überleitung und normaler Kammerfrequenz zum AV-Block mit niedriger Eigenfrequenz der Herzventrikel treten asystolische Intervalle auf, die mit Bewußtlosigkeit und Krämpfen, also Adams-Stokes-Anfällen, einhergehen. Diese Anfälle können innerhalb weniger Sekunden beendet sein, aber auch, wenn die Automatie der Herzkammer nicht rechtzeitig anspringt, zum Tode führen. Der totale AV-Block mit niedriger Kammerfrequenz und der Adams-Stokes-Anfall sind nach RODEWALD u. Mitarb. keine ausgesprochene Rarität. 5 ^{o}/oo aller in einer größeren Klinik geschriebenen Ekg's zeigen prognostisch bedeutsame atrio-ventriculäre Überleitungsstörungen. Jeder Patient mit einer Störung der Reizbildung bzw. der Erregungsausbreitung im Herzen ist daher durch das mögliche Auftreten eines Adams-Stokes-Syndroms lebensgefährlich bedroht. Wir wissen heute, daß diese Anfälle nicht nur durch einen Stillstand der Herzventrikel ausgelöst werden können, sondern auch dann eintreten, wenn die vom Herzen geförderte Blutmenge plötzlich auf einen kritischen, für die Versorgung des Gehirns nicht mehr effektiven Wert abfällt. Dieser Zustand kann auch dann eintreten, wenn lediglich eine extreme Kammerbradykardie vorliegt. Der kritische Grenzwert liegt bei 20 Pulsen pro Minute. Darüber hinaus kann nach EFFERT durch Ventrikelflattern bzw. -flimmern ein funktioneller Herzstillstand eintreten, d. h. die Förderleistung des Herzens auf einen Nullwert absinken.

Durch die Einführung der elektrischen Herzstimulation in die klinische Medizin mit komplett implantierbaren Impulsgebersystemen können Herzrhythmusstörungen erfolgreich behandelt werden. Dies ist um so bedeutsamer, wenn man überlegt, daß eine wirkungsvolle kausale konservative Therapie in vielen Fällen unmöglich ist. Die bis vor einigen Jahren verfügbare Therapie stützte sich in erster Linie auf Sympathicomimetica,obwohl die Mortalität 50 % innerhalb des ersten Jahres betrug. Diese Sterberate findet sich nach einer Schrittmachertherapie erst nach 5 bis 6,5 Jahren (SCHAUDIG u. Mitarb.), wobei hiervon die natürliche Mortalitätsrate einer Altersgruppe von 65 bis 70 Jahren subtrahiert werden muß. Das transvenöse Schrittmacherimplantationsverfahren über die Vena brachiocephalica oder Vena jugularis externa bzw. interna ist dem transthorakalen, myokardialen Verfahren eindeutig überlegen. Bei über 90 % der Kranken kann eine weitgehende Rehabilitation erreicht werden. Wir verfügen zur Zeit über Erfahrungen bei 280 transjugularen Herzschrittmacherimplantationen, wobei der jüngste Patient 30 Jahre, der älteste 91 Jahre zum Zeitpunkt der Implantation war. Im akuten Notfall legen wir bzw. unsere Kardiologen bei Nichtansprechen auf Alupent einen bipolaren Elektrodenherzkatheter über die linke Vena cubitalis medialis in Lokalanaesthesie, unter Sicht des Röntgenfernsehgerätes, in den Spitzenbereich des rechten Herzventrikels und stimulieren mit einer externen Schrittmacherbatterie für einige Tage. Danach erfolgt die endgültige Implantation auf transjugularem Wege. Nach mehrtägiger Beobachtung der intrakardialen Reizschwellenänderungen implantieren wir die dem Reizschwellenniveau adäquate Herzschrittmacherbatterie im Bereich des linken Mittelbauches subfascial. Wir bevorzugen aus Gründen der Sicherheit und Kosmetik den linken Mittelbauchbereich. Die Indikation ist auch dann, wenn keine Adams-Stokes-Anfälle auftreten, zu bejahen, wenn die Kammerfrequenz unter 40 Pulse pro Minute sinkt. Liegen Insuffizienzzeichen vor, so lassen sich diese häufig durch die Elektrostimulation mit Anhebung der Frequenz rekompensieren. Auch bei bradykardem Grundrhythmus mit ventriculärer Extrasystolie ist die Indikation gegeben, weil meistens die Extrasystolen verschwinden, wenn die Grundfrequenz durch den Herzschrittmacher angehoben wird.

Im akuten Notfall spielt hierbei das Zeitmoment eine entscheidende Rolle für eine erfolgreiche Therapie einer Herzrhythmusstörung. Es müssen sofort lebenserhaltende Maßnahmen getroffen werden, um den Blutkreislauf suffizient in Gang zu halten und das Blut durch künstliche Beatmung effektiv mit Sauerstoff zu versorgen. Ist eine Minimalfunktion des Herzens erreicht bzw. vorhanden, kann man den Patienten mit einem Alupentdauertropf oder durch Anlegen externer Schrittmacherelektroden mit dem Klinomobil in die Klinik bringen. Hier erfolgt sodann in Lokalanaesthesie die intrakardiale Einführung eines bipolaren Elektrodenkatheters über die linke Vena cubitalis. Damit ist zunächst der akute Notstand behoben. Die endgültige, transvenöse Herzschrittmacherimplantation kann dann einige Tage später erfolgen.

Zur Verbesserung der Herzfunktion bei kardiogenen Notfällen wurde mit der Entwicklung der arteriellen Gegenpulsation, einer Methode zur Druckentlastung des linken Herzventrikels bei Linksinsuffizienz, eine weitere effektive Möglichkeit geschaffen, dem akut versagenden Herzen eine passagere Hilfe zu geben. Die Ergebnisse lassen vermuten, daß eine Verminderung der Druckarbeit des Herzens zu einer Senkung des Sauerstoffverbrauchs führt. Dabei ist eine Druckentlastung während der isometrischen Phase der Kontraktion am wirksamsten, da in ihr prozentual am meisten Sauerstoff benötigt wird. Eine Senkung der Druckarbeit des Ventrikels und die damit verbundene Verminderung der isometrischen Kontraktion läßt sich durch Erniedrigung des enddiastolischen Aortendruckes erreichen. Das aus der Aorta abfließende Blutvolumen kann durch rasche Blutentnahme kurz vor Beginn der Systole und Reinjektion während der Diastole geändert werden. Diese Überlegungen wurden von verschiedenen Arbeitsgruppen verwirklicht und klinisch angewandt, wobei die Pumpentypen variierten. Obwohl die konventionelle Gegenpulsation eine wirksame mechanische Myokardunterstützung darstellt, sind die damit einhergehenden Nachteile einer bilateralen Arteriotomie und die starke Hämolyse, verursacht durch die schnelle Verlagerung der Blutvolumina durch relativ dünne Katheter, zu berücksichtigen. MOULOPOULOS und Mitarb. schlugen daher eine einfachere Methode zur passageren Druckentlastung des linken Ventrikels vor; hierbei wird ein Silastikballon über eine Arteria femoralis in die Aorta descendens vorgeschoben und kann phasenverschoben zur Aktion des Herzens aufgeblasen und entleert werden. Diese Ballonpumpe beeinflußt die Druckverhältnisse in der Aorta auf die erstrebte Weise.

Trotz der Verbesserung der konservativen Therapie liegt die Sterblichkeitsrate des infarktbedingten Schocks heute noch immer bei 80 bis 95 %. Der kardiogene Schock ist auf den internen Intensivstationen sogar die häufigste Todesursache. Um diese betrübliche Situation zu verbessern, wurden in den letzten Jahren Hilfssysteme entwickelt, die wenigstens passager die Funktion eines geschädigten Herzens unterstützen sollen. Wenn man bedenkt, daß bei einer Gesamtzahl von etwa 50.000 Herzinfarkttoten in unserem Land jährlich ungefähr 5.000 Patienten mit Hilfe einer zeitlich begrenzt anwendbaren Kreislaufentlastungspumpe geholfen werden könnte, lohnt sich unser aller Mühen.

Zusammenfassung

In der Folge degenerativer und entzündlicher Erkrankungen des Herzens können Herzrhythmusstörungen auftreten. Jeder Kranke ist durch das Auftreten sogenannter Adams-Stokes-Anfälle lebensbedrohlich gefährdet. Durch Anwendung der elektrischen Herzstimulation können solche Störungen der AV-Überleitung erfolgreich behandelt werden. Heute werden dabei transvenöse intrakardiale Implantationsverfahren bevorzugt. Im akuten Notfall spielt dabei das Zeitmoment eine entscheidende Rolle für eine lebenserhaltende Therapie. Es muß immer versucht werden, eine Minimalfunktion des Herzens zu erreichen, bis dann die endgültige Dauertherapie einsetzt. Bei kardiogenen Notfällen ist durch die passagere Anwendung der arteriellen Gegenpulsation eine weitere Möglichkeit geschaffen worden, durch eine Druckentlastung des linken Ventrikels dem akut versagenden Herzen zu helfen.

Literatur

1. MOULOPOULOS, S. D., TOPAZ, S. R, and KOLFF, W.J.: Extracorporal Assistance to the Circulation and intraaortic Balloon Pumping. Trans. Amer. Soc. Artif. Intern. Organs 8, 85 (1962).

2. RODEWALD, G., GIEBEL, O., HARMS, H., KALMAR, P., SCHEPPOKAT, K. D. und TILSNER, V.: Elektrotherapie kardialer Rhythmusstörungen. Der Internist 7, 314-323 (1968).

3. SCHAUDIG, A., LUCAS, M., MEISNER, H. und PAEK, S.: Die Therapie blockierender Herzrhythmusstörungen durch Schrittmacherimplantation. Chirurg 42, 193-198 (1971).

4. SCHAUDIG, A.: Behandlung mit Herzschrittmachern aus chirurgischer Sicht. Med. Klin. 15, 674-678 (1969).

Behandlung schwerer Überleitungsstörungen im geriatrischen Krankengut aufgrund eigener Erfahrungen

Von A. ARONSKI, P. MASLANKA, A. ORONSKA und A.PASZKOSKA-KOSZUTSKA

Zu den gefährlichsten bradykarden Rhythmusstörungen gehören die höhergradigen atrio-ventriculären Blocks. Da diese Kranken beschränkte Adaptationsmöglichkeiten haben, vertragen sie besonders schlecht die Hypoxieperioden, die von Adams-Stokes-Anfällen verursacht werden. Bradykarde Rhythmusstörungen führen oft zu einer Kreislaufinsuffizienz - und bei einer schon bestehenden Insuffizienz zur Verschlimmerung. Eine Digitalisbehandlung ist in diesem Falle kontraindiziert, da die Gefahr einer weiteren Pulsfrequenzsenkung besteht. Die gefährlichste Folge eines AV-Blockes ist eine Asystolie oder ein Kammerflimmern. Die Mortalität der Kranken mit komplettem AV-Block ist trotz medikamentöser Behandlung groß. Nicht mehr als 50 % aller Kranken mit diagnostiziertem AV-Block überleben ein Jahr.

Die erfolgreichste Behandlungsmethode des AV-Blockes ist gegenwärtig die elektrische Stimulation. Die von mir geleitete Intensivtherapieabteilung hat die Möglichkeit, eine sofortige Herzstimulation jederzeit anzuwenden. Die Mehrzahl der von uns behandelten Patienten, bei denen eine sofortige Herzstimulation nötig war, waren Kranke im Alter von über 60 Jahren.

Unser Vorgehen ist folgendes: Unmittelbar nach der Feststellung der Stimulationsindikation wird dem Kranken eine bipolare Schrittmachersonde durch die Vena mediana cubiti oder durch Punktion der Vena subclavia eingeführt (Abb. 1).

Als Lokalisationskontrolle der Elektrode dient das über dem Katheter abgeleitete Ekg. Zu diesem Zweck wird der externe Teil des Schrittmacherkatheters mit dem V-Kabel des Elektrokardiographen verbunden. Die Lokalisation der Elektrodenlage ist bei dieser Methode sehr einfach. Die charakteristischen, von einzelnen Herzteilen abgeleiteten Ekg-Kurven zeigt die Abb. 2.

Diese Methode erlaubt eine rasche Durchführung am Krankenbett, ohne den Kranken in die Röntgenabteilung zu transportieren.

Unmittelbar nach dem Erreichen der rechten Ventrikelspitze wird die Schrittmachersonde mit dem außerhalb liegenden Impulsgeber verbunden. Die elektrische Stimulation verhindert das Auftreten von Adams-Stokes-Anfällen und Herzstillstand: Die Vergrösserung des Herzzeitvolumens verbessert die hämodynamischen Bedingungen des Kreislaufs. Bei elektrischer Stimulation können wir gefahrlos Digitalis verabreichen. Die temporäre elektrische Stimulation wird gewöhnlich für 7-14 Tage erhalten. Nach dieser Zeit implantieren wir bei weiter andauerndem AV-Block einen subcutanen Schrittmacher.

Es ist sehr wichtig, einen entsprechenden Stimulatortyp zu wählen, weil die Implantation eines Festfrequenz-Schrittmachers einen Kranken mit intermittierendem AV-Block zur Rhythmusinter-

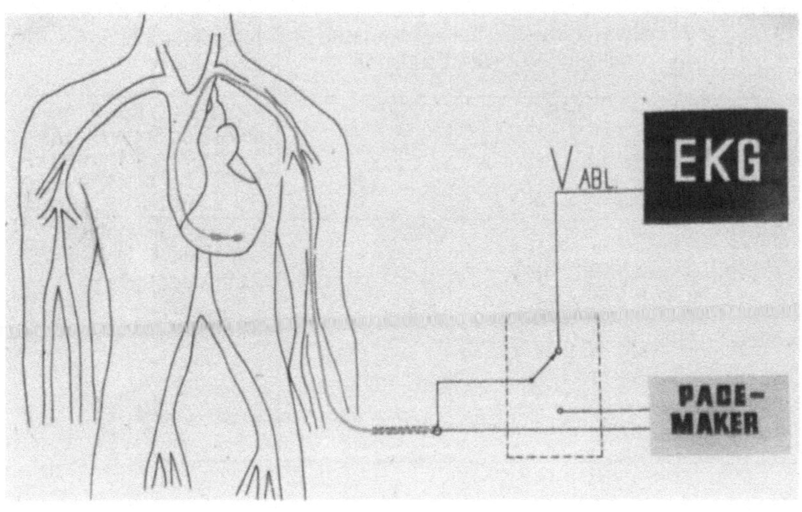

Abb. 1. Schematische Darstellung der temporären Herzstimulation

ferenz führt, was als Konsequenz das Kammerflimmern auslösen kann (Abb. 3).

Bei konstantem AV-Block implantieren wir Schrittmacher mit festfrequentem Rhythmus (Elema-Schönander EM 152) und bei Patienten, die zur periodischen Eigenaktivität neigen, QRS-synchronisierte Schrittmacher (EM 153 B) oder Demand-Schrittmacher, d.h. QRS-inhibierte Schrittmacher (Biotronix, Medtronic).

In den letzten vier Jahren wurde die elektrische Herzstimulation bei 86 Kranken angewandt, davon bei 52 Kranken nach dem 60. Lebensjahr. Der älteste Patient war 82 Jahre alt,und das mittlere Alter aller Kranken betrug 70 Jahre. Bei 7 Patienten bildete sich der AV-Block nach temporärer Stimulation zurück. Vier Patienten starben - trotz der sofortigen Stimulation - an einem kardiogenen Schock während eines Myokardinfarkts; bei 41 Patienten wurde der Schrittmacher implantiert. Bei 7 Patienten mit intermittierendem AV-Block (nach Herzinfarkt und Myokarditis) wurden kammergesteuerte Schrittmacher und bei 32 Patienten mit arterio-sklerotisch bedingtem AV-Block Festfrequenz-Schrittmacher implantiert.

Die längste Beobachtungsperiode unserer Patienten mit implantierten Schrittmachern betrug vier Jahre. Die meisten Kranken befanden sich bei der Aufnahme in einem schlechten Zustand. Viele zeigten psychische Störungen, die wir für eine Dementia senilis hielten. Die Stimulation führte bei ihnen in kurzer Zeit zur Kreislaufverbesserung, was weiterhin eine Mobilisierung der Kranken ermöglichte. Auffallend war eine rasche Verbesserung der psychischen Leistung und das Verschwinden von Erscheinungen, die wir vorher fehlerhaft als Dementia senilis angenommen haben.

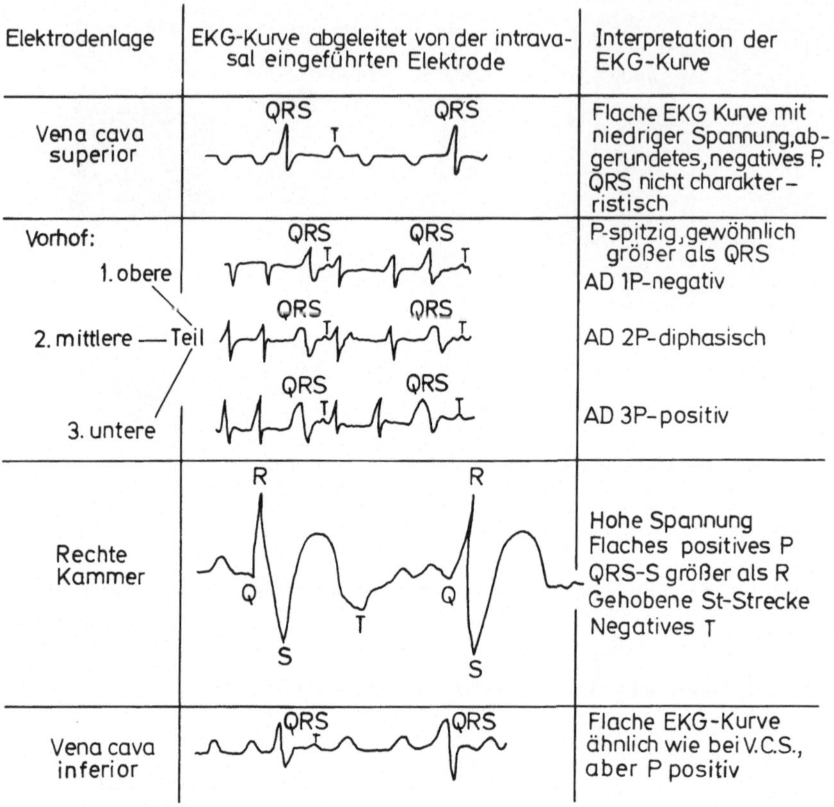

Elektrodenlage	EKG-Kurve abgeleitet von der intravasal eingeführten Elektrode	Interpretation der EKG-Kurve
Vena cava superior	QRS T QRS	Flache EKG Kurve mit niedriger Spannung, abgerundetes, negatives P. QRS nicht charakterristisch
Vorhof: 1. obere Teil	QRS T QRS T	P-spitzig, gewöhnlich größer als QRS AD 1P-negativ
2. mittlere Teil	QRS T QRS T	AD 2P-diphasisch
3. untere Teil	QRS T QRS T	AD 3P-positiv
Rechte Kammer	R Q S T R Q S	Hohe Spannung Flaches positives P QRS-S größer als R Gehobene St-Strecke Negatives T
Vena cava inferior	QRS T QRS	Flache EKG-Kurve ähnlich wie bei V.C.S., aber P positiv

Abb. 2. Schematische Darstellung der Ekg-Kurven, die aus unterschiedlichen Regionen der einzelnen Herzkavitäten abgeleitet sind

Als Beispiel soll eine 76jährige Patientin mit arterio-sklerotischem AV-Block angeführt werden, die einige Jahre bettlägerig war und psychische Störungen zeigte. Nach der Stimulation besserte sich ihr Allgemeinzustand in dem Grade, daß sie jetzt ohne Schwierigkeiten alle 3 Monate zur Kontrolle 200 km mit der Bahn nach Wrockaw kommen kann.

Von 41 Patienten mit implantierten Schrittmachern verstarben in den letzten vier Jahren acht Kranke, drei davon wegen Kreislaufinsuffizienz, einer wegen Schrittmacherversagens, zwei an malignen Neoplasmen und zwei an Gehirnblutungen. Die Obduktion bei einem zeigte, daß die Elektrodenspitze die Ventrikelwand perforiert hatte und sich in der Perikardhöhle befand (Abb. 4). Trotzdem war die Stimulation bis zum Schluß erfolgreich.

Unsere Erfahrungen lassen die Behauptung zu, daß die elektrische Stimulation zur Zeit die beste Behandlungsmethode des höhergradigen AV-Blocks ist.

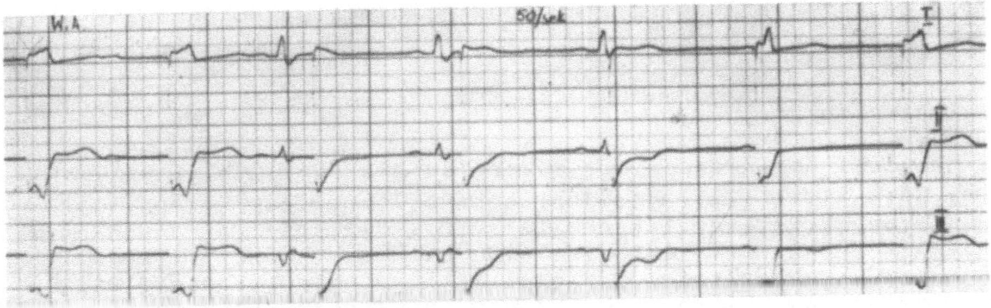

Abb. 3. Rhythmusinterferenz bei einem Kranken mit implantiertem Festfrequenz-Schrittmacher

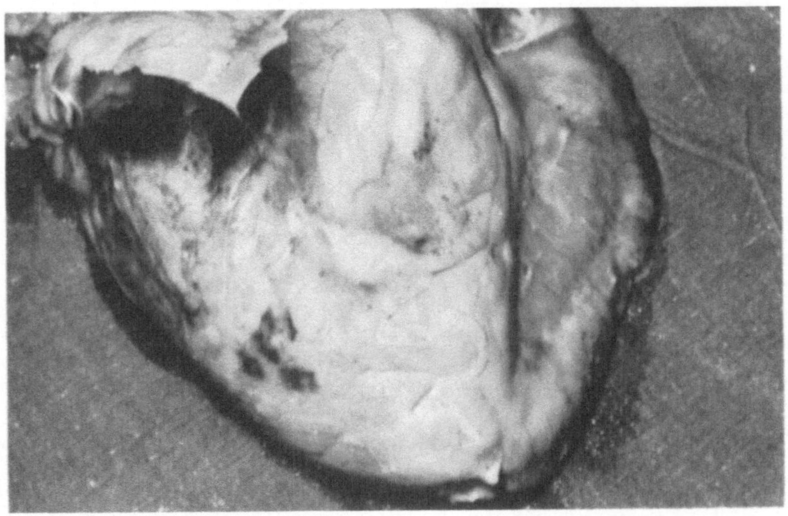

Abb. 4. Perforation der rechten Ventrikelwand durch die Schrittmachersonde

Außerdem beobachteten wir, daß das Narkoserisiko bei Kranken mit implantiertem Schrittmacher wesentlich kleiner ist als bei Patienten mit AV-Block, die nur pharmakologisch behandelt wurden.

Zusammenfassung

Die Mehrzahl der Kranken mit höhergradigem AV-Block, die in unserer Intensivtherapieabteilung behandelt wurden, waren Patienten fortgeschrittenen Lebensalters. Die erfolgreichste Behandlungsmethode beim AV-Block ist eine elektrische Herzstimulation. Die Methoden, Resultate und Komplikationen dieser Behandlung aufgrund eigener Erfahrungen werden besprochen. Beim Herzblock, der einem frischen Herzinfarkt folgt, haben wir die temporäre Stimulation über eine intrakardiale Schrittmachersonde und einen außerhalb liegenden Impulsgeber angewendet. Beim konstanten Herzblock haben wir einen permanenten Schrittmacher implantiert. Die meisten unserer Patienten im höheren Lebensalter benötigen eine dauernde Stimulation. Bei der Stimulation wurde eine deutliche Besserung des Allgemeinzustandes beobachtet mit Verschwinden der Kreislaufinsuffizienz. Auffallend war eine gute Besserung der psychischen Leistungen wie auch des allgemeinen seelischen Zustandes der Kranken. Die Anwendung der Herzstimulation bei diesen Kranken verhindert das Narkoserisiko bei eventuellen chirurgischen Eingriffen.

Wahl des Anaesthesieverfahrens bei geriatrischen Patienten; Lokal- oder Allgemeinanaesthesie?

Von F. F. FOLDES

Die Forderungen an eine Anaesthesie umfassen
a) Analgesie,
b) Minderung der Reflexerregbarkeit,
c) Muskelerschlaffung und
d) Schlaf bzw. Amnesie.

Trifft die Wahl auf eine Allgemeinanaesthesie, so können diese Forderungen nicht eingehalten werden, ohne daß lebenswichtige physiologische Mechanismen, wie z. B. Herztätigkeit, Atmung, Leber- und Nierenfunktion, mehr oder weniger beeinträchtigt werden.

Patienten in gutem Allgemeinzustand können diese unerwünschten Nebenwirkungen der Allgemeinanaesthesie ohne Schwierigkeiten mit Hilfe ihres leistungsfähigen homöostatischen Systems kompensieren. Bei Patienten in schlechtem Allgemeinzustand jedoch sind die homöostatischen Funktionen in ihrer kompensatorischen Fähigkeit eingeschränkt, und eine Depression vitaler Organsysteme kann länger als notwendig andauern oder gelegentlich gar irreversibel sein.

Methoden der regionalen Anaesthesie sind, mit Ausnahme von Amnesie und Schlaf, imstande, alle Forderungen der Anaesthesie für eine chirurgische Intervention zu erfüllen, ohne lebenswichtige physiologische Mechanismen wesentlich zu beeinträchtigen. Die einzigen Nebenwirkungen, die bei einer Regionalanaesthesie auftreten können, sind
a) Blutdruckabfall infolge peripherer Gefäßerweiterung, verursacht durch eine Sympathicusblockade (z.B. bei periduraler oder Spinalanaesthesie), und
b) allgemeine Reaktionen infolge Absorption größerer Mengen konzentrierter Lokalanaesthesielösungen.

Der Blutdruckabfall kann durch intravenöse Flüssigkeitszufuhr, Lagerung und Vasopressoren vermieden oder behandelt werden. Die Gefahren einer Reaktion infolge systemischer Absorption können weitgehend umgangen werden, wenn man die geringst notwendige Menge und Konzentration eines schnell abbaubaren Lokalanaestheticums verwendet. Wegen seiner schnellen Hydrolyse durch Plasma-Cholinesterase ist die Toxicität von 2-Chloroprocain (NESACAINE) am niedrigsten.

Der Zusatz einer entsprechenden Konzentration eines Vasopressors (z. B. Adrenalin 1: 200.000) ist ebenfalls in der Lage, Reaktionen infolge einer zu raschen Absorption zu verhindern. Um die Menge des Lokalanaestheticums möglichst gering zu halten, empfiehlt sich bei geriatrischen Patienten häufig die Spinal- vor der Periduralanaesthesie.

Es besteht kein Zweifel, daß, mit Ausnahme spezieller Kontraindikationen (z. B. Infektion, anatomische Anomalien), Methoden der Regionalanaesthesie für solche Eingriffe bevorzugt zur Anwendung kommen sollten, bei denen gute Operationsbedingungen ohne Zugabe anderer Medikamente zu erreichen sind. So können z. B. Operationen an der unteren Körperhälfte in periduraler oder Spinalanaesthesie ausgeführt werden. Blockaden des Plexus cervicalis oder brachialis können ausgezeichnete Operationsbedingungen am Hals bzw. der oberen Extremitäten schaffen. Für Eingriffe am oberen Abdomen oder am Thorax eignen sich Periduralblockaden in Verbindung mit einer Blockade des Plexus coeliacus bzw. des Nervus vagus.

Weigert sich der Patient, sich im Wachzustand operieren zu lassen, oder sind Methoden der Regionalanaesthesie nicht indiziert, so lassen sich gute Operationsbedingungen schaffen, indem man eine oberflächliche Allgemeinanaesthesie (z. B. NLA) mit örtlicher Infiltration und der Applikation von Muskelrelaxantien kombiniert. Im allgemeinen läßt sich sagen: Je schlechter der Allgemeinzustand des Patienten, desto weniger werden der Patient selber oder seine Angehörigen etwas gegen eine Regionalanaesthesie einzuwenden haben. Irgendwelche Einwände gegen die Vorstellung, während des operativen Eingriffes wach zu sein, lassen sich bei der präoperativen Visite zerstreuen, indem man die relative Sicherheit der gewählten Regionalanaesthesie in den Vordergrund stellt und indem man dem Patienten versichert, daß er sowohl bei der Anlage der Regionalanaesthesie als auch während der Operation nichts Unangenehmes empfinden werde. Die Schaffung eines guten Verhältnisses zum Patienten anläßlich dieser Visite ist ausschlaggebend für den Erfolg der Regionalanaesthesie. Es ist außerdem viel wirkungsvoller und weniger nachteilig als ein kompliziertes Prämedikationsschema.

Zusammenfassung

Es werden die Vorteile der Regionalanaesthesie bei geriatrischen Patienten im Unterschied zur Allgemeinanaesthesie diskutiert. Die bei der Regionalanaesthesie beobachteten Komplikationen wie Blutdruckabfall und allgemein toxische Reaktionen lassen sich durch entsprechende Wahl des Mittels, Menge und Konzentration weitgehend vermeiden. Ausschlaggebend für den Erfolg der Regionalanaesthesie ist aber auch das Verhältnis zwischen Patient und Anaesthesist, das anläßlich der präoperativen Visite hergestellt wird.

Erfahrungsbericht über 661 Hals-Nasen-Ohren-Operationen bei über 70jährigen

Von H. LEICHER und F. EICHHOLZ

In der Zeit vom 1. 4. 1953 bis zum 31. 12. 1966 wurden an der Mainzer Univ. Hals-Nasen-Ohrenklinik bei über 70jährigen Patienten 339 mittlere operative Eingriffe und 322 größere Operationen vorgenommen. Zu den mittleren Eingriffen gehörten Tracheotomien, Exstirpationen von Halslymphknoten, Entfernung der Unterkieferspeicheldrüse, Zungenresektionen, Tonsillektomien, submuköse Nasenscheidewandresektionen, Nasenamputationen, Kieferhöhlenoperationen, Schildknorpelfensterungen und totale Schildknorpelresektionen, Operationen von Epipharynxtumoren, Operationen an den Ohrmuscheln. Zu den größeren Operationen zählten partielle und totale Laryngektomien, radikale Halsausräumungen, laterale Pharyngektomien, Oberkieferresektionen, Parotisexstirpationen, Stirnhöhlen- und Siebbeinoperationen von außen, Antrotomien, Attikoantrotomien und Radikaloperationen des Mittelohres.

Operationen an alten Menschen sind in den letzten zwei Jahrzehnten immer häufiger geworden. Die Zahl der bei über 70jährigen Patienten durchgeführten Eingriffe stieg an der Mainzer HNO-Klinik von 72 im Jahr 1954 auf 147 im Jahr 1966, also auf das Doppelte an, die Zahl der großen Operationen vermehrte sich im gleichen Zeitraum von 8 auf 47 pro Jahr, also auf das Sechsfache. Diese enorme Zunahme der Operationen bei alten Menschen ist nicht allein auf die absolute Zunahme der über 70jährigen in der Gesamtbevölkerung zurückzuführen, auch nicht allein auf die starke Zunahme des Kehlkopfkrebses in dem genannten Zeitraum, sondern in erster Linie auf eine Verminderung des Operationsrisikos (Senkung der Mortalität inter et post operationem) bei alten Menschen durch die Einführung der Antibiotica und Sulfonamide, durch die großen Fortschritte auf dem Gebiet der Anaesthesie (Intubationsnarkose, Neuroleptanalgesie), durch vorausgehende internistische Untersuchung und Vorbereitung des Patienten zur Operation und schließlich durch die verbesserte Nachsorge.

Von den 661 Operationen wurden 58 % in Lokalanaesthesie, 42 % in Narkose durchgeführt. In den letzten Jahren hat die Zahl der in Narkose operierten alten Menschen im Verhältnis zu den in örtlicher Betäubung Operierten erheblich zugenommen, da sich herausgestellt hat, daß operative Eingriffe bei alten Patienten in Narkose mindestens ebenso gut, vielleicht sogar noch besser vertragen werden als Operationen in örtlicher Betäubung.

Von unseren 638 über 70jährigen Patienten wurden 19 (= 3 %) zweimal und 2 (= 0,3 %) dreimal operiert. 11 Patienten (= 1,7 %) starben während der Operation oder in der ersten Woche nach der Operation, 14 Patienten (= 2,2 %) starben in der 2. bis 6. Woche nach der Operation. Die postoperative Mortalität (innerhalb von 6 Wochen nach dem Eingriff) betrug also 3,9 %. Sie hat sich in den letzten Jahren noch etwas weiter gesenkt.

Wir haben nur einmal einen ernsten Narkose-Zwischenfall erlebt, und zwar bei einem 73jährigen Patienten mit Kehlkopfkrebs und einer regionalen Halslymphknotenmetastase. Der Patient litt außerdem an einer Myodegeneratio cordis mit zahlreichen ventriculären Extrasystolen. Trotz der internistischen Vorbehandlung trat kurz nach Einleitung der Narkose ein Herzstillstand ein, der jedoch durch sofortige Herzmassage auf Kosten mehrerer Rippenbrüche überwunden werden konnte. Die Narkose wurde daraufhin abgebrochen, der Patient erholte sich vollkommen. Ein Herzinfarkt konnte ausgeschlossen werden. Ausreichende Lungenventilation, die zunächst durch die Rippenfrakturen eingeschränkt war, wurde durch Intercostalblockaden garantiert. Nach einigen Tagen konnte die Neck-Dissection in Narkose ohne Schwierigkeiten ausgeführt werden. Der Patient lebte nach der Operation noch 9 Jahre.

Ob und wann überhaupt einem über 70jährigen Patienten eine Operation zugemutet werden kann, hängt von verschiedenen Umständen ab:
a) von der körperlichen und seelischen Verfassung des Patienten,
b) von der Art der Erkrankung und den zu erwartenden Folgen bei unterbleibender Operation,
c) von der Art, Größe und Dauer des geplanten Eingriffes,
d) von der Lebenserwartung des Patienten.

Trotz der verhältnismäßig geringen Lebenserwartung haben wir 24 über 80jährige Patienten operiert. In diesem Lebensalter (9. Lebensjahrzent) waren wir allerdings mit der Indikation zur Operation besonders zurückhaltend, haben die Patienten gut vorbereitet und in einigen Fällen (nicht in allen) zur Verminderung des Operationsrisikos den kleinstmöglichen Eingriff gewählt, der einen Erfolg versprach. Das bedeutete in einigen Fällen Verzicht auf allzu große Genauigkeit und Radikalität zugunsten der Schnelligkeit der Operation. Auf diese Weise hatten wir unter den 24 über 80jährigen nur einen einzigen Todesfall innerhalb der ersten 6 Wochen nach der Operation zu beklagen (und zwar nach einer Tracheotomie bei weit fortgeschrittenem Kehlkopfkrebs). Die übrigen 23 über 80jährigen Patienten haben den Eingriff noch 6 Monate bis zu 8 Jahre unter erträglichen Verhältnissen überlebt.

Unter den Hals-Nasen-Ohrenkrankheiten, bei denen auch im höheren Lebensalter eine Operation angezeigt sein kann, finden sich in erster Linie bösartige Geschwülste, aber auch entzündliche Prozesse, die das Leben des Patienten unmittelbar bedrohen (akute und chronische Mittelohr- und Nasennebenhöhleneiterungen).

Bezüglich weiterer Einzelheiten sei auf unsere ausführliche Darstellung in der Z. Laryng. Rhinol. 50 (1971): 646-663 verwiesen.

Auch an dieser Stelle möchten wir für die gute Zusammenarbeit mit dem Institut für Anaesthesiologie, Herrn Prof. FREY und seinen Mitarbeitern herzlich danken.

Summary

339 medium and 322 major operations are reported in the ear, nase and throat area of patients over 70 years old. The operative mortality in the first 6 weeks postoperatively was 3,9 %. The operative risk to the elderly has greatly diminished in the last 30 years, as a result of the advances in anaesthesia (intubation), the introduction of antibiotics and sulphonamide,

the preoperative medical examination and preparation of the patient and finally through improvend postoperative care. Indications for surgery in patients over 70 depend on many factors:

a) their physical and mental condition,
b) the type of disease and the consequences of declining the operation,
c) the type, extent and duration of a planned operation,
d) the life expectancy of the patient.

Anaesthesia for the Aged

By D. WILSON

The problem of dealing with the aged person is not only one for the Anaesthetist, but for all sections of Medicine, and it is a fact that very often the Anaesthetist has to act as the patients's physician before, during and after the operation. It is estimated that of the total population of the united Kingdom, 12 % are of the age of 65 and over, and of the series of 10,000 cases submitted for operation at Altnagelvin Hospital, 14 % were on subjects over the age of 65.

1. Definition: The Biblical span of life - 70 years - is well exceeded today, and the group of old age is a challenge to every member of the community. The reason for the longevity is due to:
a) advances in medicine and surgery, based on a better knowledge of the underlying pathological processes;
b) better preventive medicine;
c) the introduction of the various potent anti-biotics.
Old age is accompanied by certain changes which can be described as biological, to which there may be super-added pathological lesions e. g.
a) Changes in Respiratory System
   1. Reduction in vital capacity - Dyspnoea
   2. Emphysema - cor pulmonale
b) Changes in Cardio-vascular System
   1. Elastic fibres of blood vessels - thickening
      - fragmentation
   2. Occlusion of Blood Vessels - increase in peripheral resistance
   3. Narrowing of Coronary Arteries
c) Other Changes associated with Ageing
   1. Progressive decalcification of the skeleton.
   2. Renal function diminished - Blood Urea +
   3. Liver Function impaired.
   4. Drop in Body Temperature.
   5. Drug Sensitivity ++.
d) Special Pathological Changes
   1. Hypothyroidism (1.7 %).
   2. Vitamin deficiencies.
   3. Diminished Glucose Tolerance.
   4. Changes in Mental State.

2. Pre-operative Assessment

Whether the operation is an emergency or a "cold" case, whether it is to be performed under local analgesia or general anaesthesia, accurate pre-operative assessment is essential.
Particular points to be looked for:
1. the patient's cardio-respiratory reserve;
2. evidence of established atheroma and arterio-sclerosis, with special reference to state of myocardium - Pre-operative

E.C.G.

3. evidence of R.V. and L.V. failure;
4. state of peripheral circulation.

If not an emergency, try to get patient as fit as possible for operation - discuss with surgeon - is the operation really necessary e. g. laparatomy in carcinomatous patient aged 90 years.

3. Pre-medication

Patient must be rendered "calm" and "dry", but drugs normally used in young healthy adults, (even when given in graded doses), e.g. opiates, cause respiratory depression, and Scopolamine can cause delirium. Many drug combinations have been used e. g. Promethazine and Atropine, but one of the most useful drugs in dealing with anaesthetising the elderly is Diazepam (Valium Roche).

4. Special Role of Diazepam

Most useful drug as in average doses it causes neither respiratory nor circulatory depression. It allays anxiety and produces amnesia. It can therefore be used in:

a) Pre-medication - 10-15 mgms. I.M. (in the elderly + 0.6 mgm.) Atropine 3/4 hour before operation.
b) Induction. Induction should always be slow. In the frail, elderly, when an I.V. barbiturate is contra-indicated, I.V. Diazepam may be used. It is not an anaesthetic, but the drug can be given (0.5 ml. per 30 secs.) until the patient's eyes close and drowsiness prevails. Normal maintenance techniques can then follow.
c) To produce amnesia, while operation is done under local analgesia.

5. Intravenous Barbiturate Induction

after pre-oxygenation is very often used and for this, I prefer the use of Methohexitone, as I consider it a safer drug - (shorter acting, less circulatory depression) than Thiopentone. The non-barbiturate I.V. anaesthetic, Propanidid, was at one time favoured, but has now been abandoned by me due to its dubious action on the cardiac conductive tissue.

6. Normal maintenance Agents - N_2O, Halothane $\pm$ under Control Respiration.

7. Muscle Relaxants of Choice - I prefer Pancuronium, as in its action it is a true neuromuscular blocker (non-depolariser), with no side autonomic ganglion effect - little or no drop in B.P. - easily reversed.

8. Adequate Fluid and Blood Replacement

The elderly have very poor compensatory powers in alterations of circulatory blood volume. All cases usually need a drip. The old teaching of danger of overloading the circulation has been unduly stressed, and blood replacement should equal blood loss.

9. Local Analgesia versus General Anaesthesia

Local analgesic blocks are very suitable for certain operations e.g. strangulated femoral hernia, prostatectomies, but it is usually an accepted axiom that a patient who is fit for a major operation under local, is fit for a well administered general anaesthetic.

10. Post-Operative Analgesia

It is difficult to obtain pain relief without paying the penalty of some side effects - e.g. respiratory depression, circulatory depression. I have found Pentazocine post-operatively most useful.

Entanox 50 % N_2O-50 % O_2 has been used successfully, but continous use cannot be carried on for longer than 48 hours as bone marrow changes may occur.
Regional Nerve Blocks e.g. intercostal nerve block and continous epidural. If the patient is under continous epidural he must be nursed in the Intensive Therapy Unit.

Summary

1. Adequate pre-operative assessment.
2. Diligent post-operative care.
3. I.P.P.V. in post-operative period to ensure
   a) adequate oxygenation
   b) adequate CO_2 elimination.

Morbidität und Mortalität geriatrischer Patienten unter Berücksichtigung verschiedener Anaesthesietechniken

Von H. NOLTE, J. MEYER und J. WURSTER

Die Erfahrung vieler Anaesthesiologen hat gezeigt, daß die Häufigkeit intraoperativer und postoperativer Morbidität und Mortalität durch die Auswahl des Anaesthesieverfahrens nicht unwesentlich beeinflußt wird. Es wurde daher versucht, bei Patienten der gleichen Altersklasse und dem gleichen operativen Eingriff Unterschiede in der Morbidität und Mortalität zu finden, die in Beziehung zum gewählten Anaesthesieverfahren stehen.

Es wurden 347 Patienten nach folgenden Kriterien ausgewählt:
1. Sie mußten mindestens 70 Jahre alt sein.
2. Es wurden bei ihnen Hüftoperationen durchgeführt (entweder Hüftprothese oder Winkelplatte).
3. Sie wurden entweder in Allgemein- oder Regionalanaesthesie operiert.

Die Abb. 1 zeigt, daß erwartungsgemäß die Anzahl der Patienten mit höherem Lebensalter abnimmt. Fast 70 % waren zwischen 70 und 80 Jahre alt, nur 30 % waren älter als 80 Jahre.

Bei den 347 Patienten standen an präoperativen Erkrankungen die pathologischen Veränderungen des Herz-Kreislaufsystems mit 63,2 % an erster Stelle, gefolgt von pulmonalen Erkrankungen mit 56 %, metabolischen Erkrankungen mit 31 % und 14 % sonstigen Erkrankungen (Abb. 2).

Die vorbereitenden Untersuchungen zur Anaesthesie umfaßten ein Elektrokardiogramm, eine Röntgenaufnahme des Thorax sowie serologisch-chemische Laboruntersuchungen. Deren Ergebnisse und eine eingehende Erhebung der Anamnese und gründliche klinische Untersuchung erlaubten die Einteilung der Patienten in verschiedene Risikogruppen. Dieser Risikogruppierung wurde die "classification of physical status" der A.S.A. zugrunde gelegt. Die einzige Modifikation dabei waren die Gruppen V und VI, die akute Patienten der Gruppen I und II bzw. II und IV repräsentieren. Die Gruppe VII betrifft die moribunden Patienten (= Gruppe V nach A.S.A.). Hierbei zeigt sich, daß 43 % - also fast die Hälfte aller Patienten - der Gruppe III, also denen mit schweren Systemerkrankungen, angehören (Abb. 3).

Die angewandten Anaesthesietechniken lassen sich in Allgemeinanaesthesie und Regionalanaesthesie unterteilen. Es wurden 253 Halothan- und 5 Methoxyfluran-, also insgesamt 258 Allgemeinanaesthesien durchgeführt. Eine Peridural- und 88 Spinalanaesthesien repräsentieren die 89 Regionalanaesthesien (Abb. 4).

Bei den intraoperativen Komplikationen konnten wir beobachten, daß sie in der Gruppe der Allgemeinanaesthesie in 59 % und in der Gruppe der Regionalanaesthesie in 34 % aller Anaesthesien auftraten (Abb. 5).

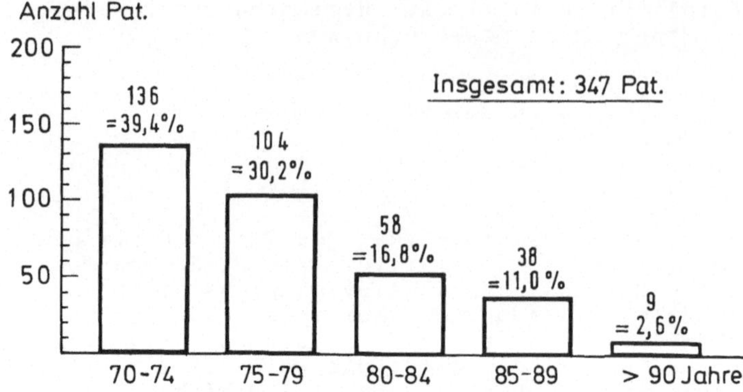

Abb. 1. Altersverteilung der Patienten >70 Jahre (Hüftoperationen)

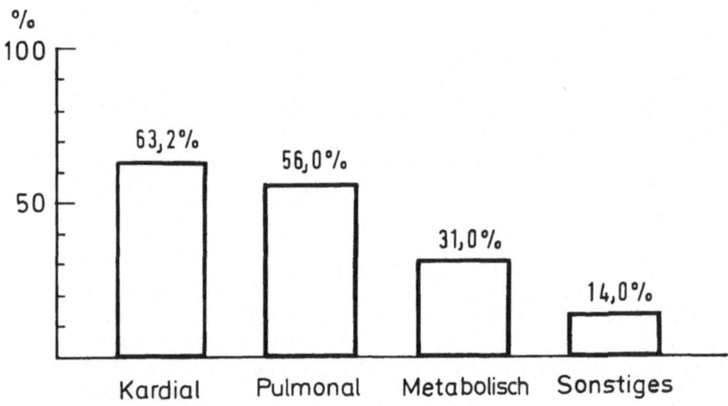

Abb. 2. Verteilung präoperativer Erkrankungen bei 347 Patienten >70 Jahre (Hüftoperationen)

Wenn man diese Komplikationen spezifiziert, dann zeigt sich, daß der Blutdruckabfall (über 30 % des Ausgangswertes) bei beiden Gruppen den größten Anteil ausmacht. Er ist deutlich höher in der Gruppe der Allgemeinanaesthesie. Die nächst häufigen Komplikationen sind intraoperativ auftretende Extrasystolien und Arrhythmien verschiedener Genese. Auch hier ist die Häufigkeit in der Gruppe der Allgemeinanaesthesien deutlich höher. Die anderen Komplikationen bezogen sich auf Blutdruckanstiege, Bradykardie, Tachykardie und eine Gruppe sonstiger Komplikationen, wie Cyanose, Laryngo- und Bronchospasmus, Erbrechen etc. (Abb.6).

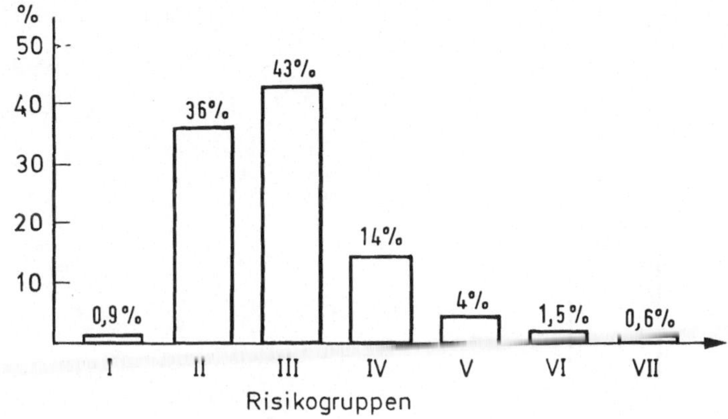

Abb. 3. Risikogruppen bei 347 Patienten >70 Jahre (Hüftoperationen)

I.	Generelle Anaesthesie:		
	a) Halothan	253	
	b) Methoxyfluran	5	
	insgesamt:		258
II.	Regionale Anaesthesie:		
	a) Peridurale	1	
	b) Spinale	88	
	insgesamt:		89
	Total:		347

Abb. 4. Anaesthesietechnik bei 347 Patienten >70 Jahre (Hüftoperationen)

Die Häufigkeit dieser Komplikationen wurde nun mit der bei Patienten aus allen Altersgruppen und allen operativen Fächern verglichen. Diesem Vergleich liegen 3.273 Regional- und 3.412 Allgemeinanaesthesien zugrunde. Es hat sich gezeigt, daß bei der ausgewählten Gruppe von Patienten über 70 Jahren die intraoperative Komplikationsrate bei der Regionalanaesthesie von 23 % auf 34 % ansteigt. Das bedeutet eine Steigerung von 43,5 %. Bei der Allgemeinanaesthesie jedoch ist dieser Anstieg von 28,5 % auf 59 % bedeutend höher und entspricht einer Steigerungsrate von 107 %. Hieraus läßt sich unschwer ablesen, daß während der Allgemeinanaesthesie bei hohem Lebensalter mit einer stärkeren Zunahme der Anzahl intraoperativer Komplikationen zu rechnen ist (Abb. 7).

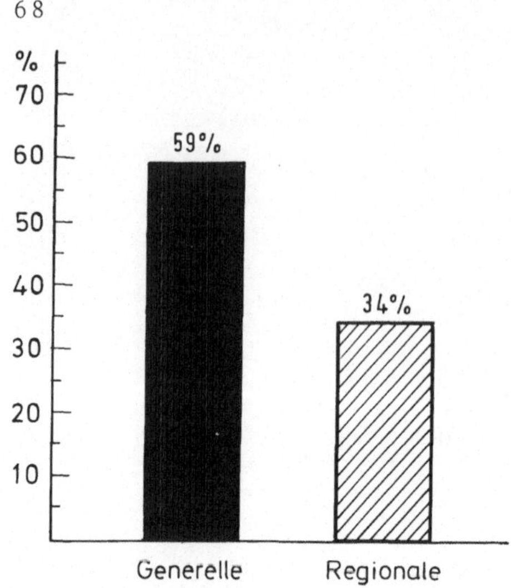

Abb. 5. Intraoperative Komplikationen in % bei 347 Patienten >70 Jahre (Hüftoperationen)

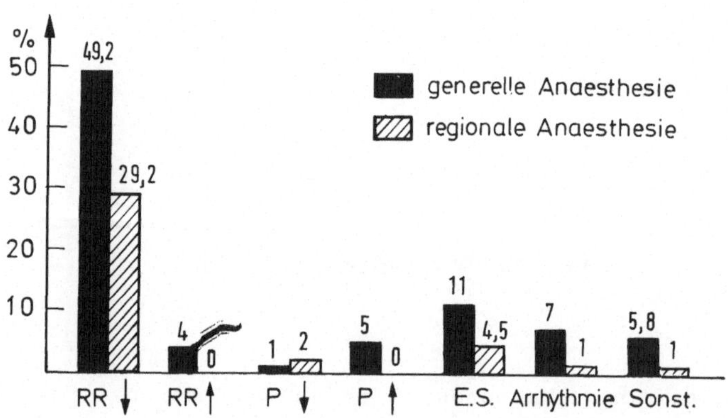

Abb. 6. Spezielle intraoperative Komplikationen in % von 347 Patienten >70 Jahre (Hüftoperationen)

Ähnliche Unterschiede wie bei den intraoperativen Komplikationen ließen sich auch bei der postoperativen Mortalität feststellen. Von den 347 Patienten kamen 84 - das sind 24,2 % - noch während des Klinikaufenthaltes ad exitum. Aus der Gruppe der Allgemeinanaesthesien verstarben 68 (=26,3 %) und aus der Grup-

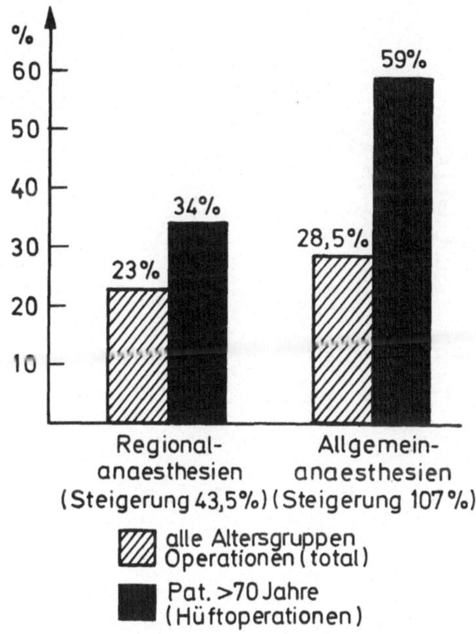

Abb. 7. Häufigkeit intraoperativer Komplikationen bei Regional- und Allgemeinanaesthesien

Gesamt	84 Pat. = 24,2 %
Allgemeinanaesthesien	68 Pat. = 26,3 %
Regionalanaesthesien	16 Pat. = 17,8 %

Abb. 8. Mortalität nach 347 Hüftoperationen (Pat. > 70 J.)

pe der Regionalanaesthesien waren es 16 Patienten (= 17,8 %) (Abb. 8). Kein Patient kam intra operationem - also in tabula - ad exitum.

Da auch das zeitliche Eintreten des Todes in der postoperativen Früh- und Spätphase von Interesse ist, wurde versucht, die Todeszeiten in bestimmte Abschnitte einzuteilen. Der Zeitpunkt des Todes wurde folgendermaßen aufgeschlüsselt:
1. Am Operationstag,
2. bis zum 3. postoperativen Tag,
3. bis zum 8. postoperativen Tag,
4. bis zu 3 Wochen postoperativ,
5. nach mehr als 3 Wochen postoperativ.

Es zeigte sich, daß die Mortalität bis zu 3 Wochen postoperativ bei den Patienten nach einer Allgemeinanaesthesie höher lag als bei denen nach einer Regionalanaesthesie. Erst später als 3 Wo-

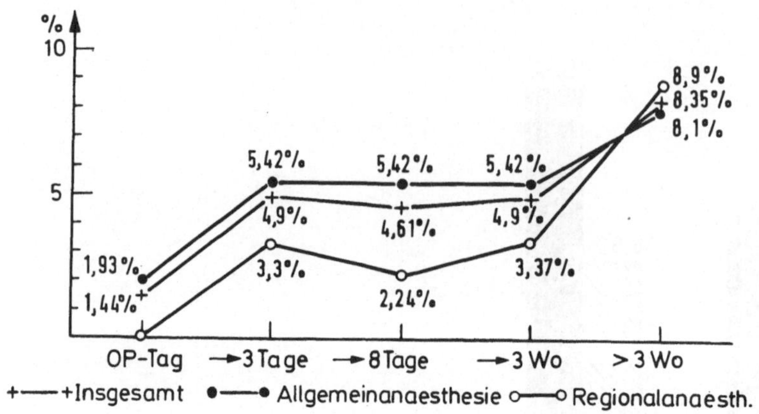

Abb. 9. Mortalität in der postoperativen Periode (Pat. > 70 Jahre, Hüftoperationen)

chen war die Sterblichkeit der Patienten nach Regionalanaesthesie etwas höher. Auffällig war, daß von den Patienten, die in Regionalanaesthesie operiert wurden, keiner am Operationstag ad exitum kam. Bis zu 3 Wochen postoperativ war die Sterblichkeit der Patienten nach Allgemeinanaesthesien um knapp das Doppelte größer als bei den Patienten nach Regionalanaesthesien (Abb. 9).

Noch deutlicher scheint der Einfluß des Anaesthesieverfahrens auf die postoperative Mortalität zu sein, wenn man die Gesamtmortalität in den beiden Anaesthesiegruppen in eine Beziehung zur jeweiligen Risikogruppe stellt. Die durchschnittliche Risikogruppe der Patienten, die in Regionalanaesthesie operiert wurden, lag bei 3,3, während die durchschnittliche Risikogruppe der Patienten, die unter Allgemeinanaesthesie operiert wurden, 2,8 betrug. Trotz höherer Risikogruppe war die Mortalität mit 17,8 % zu 26,3 % in dem Regionalanaesthesiekollektiv geringer (Abb. 10).

Diese Relation zwischen Mortalität und Risikogruppe läßt sich auch für die einzelnen Zeitpunkte des Todes in der postoperativen Phase nachweisen. Bis zu 3 Wochen postoperativ verläuft der Kurvenanstieg für die Mortalität nach Allgemeinanaesthesie deutlich steiler - und damit ungünstiger - als für die Regionalanaesthesie. Erst in der späteren Periode - nach mehr als 3 Wochen - verlaufen die Geraden fast parallel (Abb. 11).

Aufgrund dieser klinischen Beobachtungen kann man folgendes aussagen:

1. Aufgrund des nicht gleich großen und daher nicht ausreichenden Materials ist auf eine statistische Auswertung dieser Ergebnisse verzichtet worden, und die folgenden Behauptungen sind damit nicht sicher beweisbar.
2. Bei einer relativ homogenen Altersgruppe, bei gleichem Operationstrauma und lediglich unterschiedlicher Anaesthesietechnik zeigte sich, daß sowohl die intraoperativen Kompli-

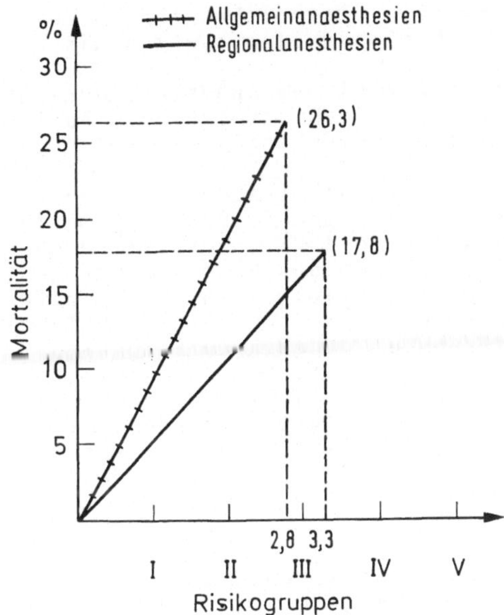

Abb. 10. Relation: Gesamtmortalität/Risikogruppen (Pat. > 70 Jahre, Hüftoperationen)

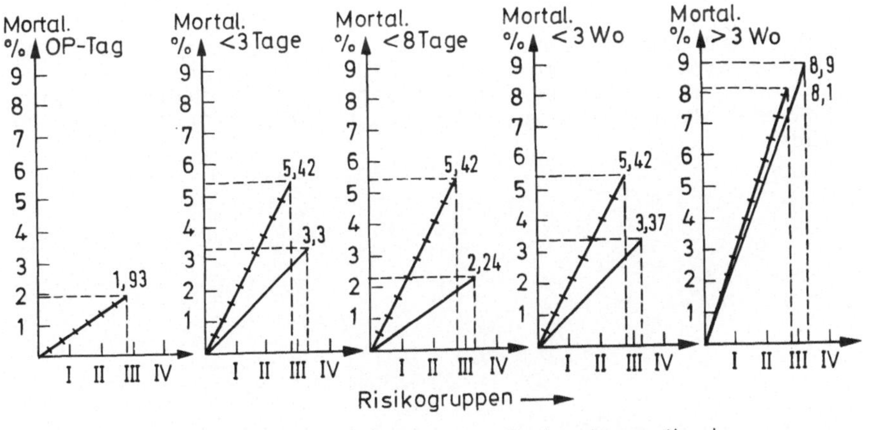

Abb. 11. Relation: Mortalität/Risikogruppen in der postoperativen Periode (Pat. > 70 Jahre, Hüftoperationen)

kationen als auch die postoperative Sterblichkeit nach der Durchführung von Regionalanaesthesien geringer waren als nach Allgemeinanaesthesien.
3. Man muß daraus schließen, daß die Wahl des Anaesthesieverfahrens zugunsten der Regionalanaesthesie besonders beim Patienten im hohen Lebensalter getroffen werden sollte.

Jedoch können die Qualifikation des Anaesthesisten und spezielle Gegebenheiten beim Patienten dazu zwingen, diese allgemeinen Grundsätze zu überdenken. Daher sei es erlaubt, letztere Problematik mit einem Zitat von C.L. SCHLEICH aus seinem Buch "Schmerzlose Operationen" (S. 170, 4. Auflg., 1906) zu bekräftigen: "Leider gibt es ebenso wenig, wie es bisher eine Schule der Narkose gab, bis jetzt eine umfassende Methodik der lokalen Anaesthesie. Erst im Besitz beider, erst mit der Fähigkeit, die Technik beider voll und ganz zu beherrschen, wird der einzelne in der Lage sein, ihre Vor- und Nachteile gegeneinander abzuwägen."

Zusammenfassung

Bei 347 Patienten, die über 70 Jahre alt waren und sich einer Hüftoperation unterziehen mußten, wurden die Morbidität und Mortalität während und nach Allgemein- und Regionalanaesthesien untersucht. Es zeigte sich, daß sowohl die intraoperative Morbidität als auch die postoperative Mortalität bei den Patienten, die in Allgemeinanaesthesie operiert wurden, deutlich höher war als bei den Patienten nach Regionalanaesthesien. Hieraus wird der Schluß gezogen, daß das hohe Lebensalter von Patienten eine Indikation zur Regionalanaesthesie darstellt.

Summary

In 347 patients aged above 70 years the morbidity and mortality was determined during and after general or regional anaesthesia. It could be proved that morbidity as well as mortality was higher during and after general anaesthesia. According to these findings the old age is regarded as an indication for regional anaesthesia.

Round-Table-Gespräch

Vorsitzende: F. W. AHNEFELD, Ulm
M. HALMAGYI, Mainz

Teilnehmer: H. BERGMANN, Linz
F. F. FOLDES, New York
H. U. GERBERSHAGEN, Mainz
F. NOBBE, Ulm
H. NOLTE, Minden
M. STAUCH, Ulm
H. TEUTEBERG, Trier
W. ULMER, Bochum
W. WERNITSCH, Mainz
D. S. WILSON, Londonderry

AHNEFELD: Wir können davon ausgehen, daß heute ein höheres Lebensalter erreicht wird, daß aber andererseits damit verbunden vermehrt Vorerkrankungen in der Anamnese des Patienten vorhanden sind, die durch entsprechende Medikation positiv beeinflußt werden können. Zunächst die Frage an das Panel: Gibt es eine Definition des Alterspatienten, wenn wir diese Frage zunächst nur allgemein betrachten und das physiologische Altern ansehen?

FOLDES: I think that one has to differentiate between an otherwise normal age of individual and one in whom there are pathological changes and I would like to put the deviding line for the normally aging individual to about 56.

STAUCH: Aus den physiologischen Untersuchungen, die bisher zugänglich sind, geht hervor, daß im 6. Lebensdezennium bei der Mehrzahl der Menschen ein Leistungsknick eintritt, und man daher von diesem Jahr ab damit rechnen muß, daß die Kompensationsmechanismen des Kreislaufs in physiologischer Weise bereits in Anspruch genommen sind. Daher die Breite der Kompensation, wobei die Toleranzgrenze mit zunehmendem Alter eingeengt wird.

AHNEFELD: Eine klare Definition und die Nennung eines ganz bestimmten Zeitpunktes ist sicher nicht möglich; die Variationsbreite ist sehr groß. Gehen wir von den allgemeinen Betrachtungen zu den Organen, und fragen wir: Gibt es eine Altersgrenze, von der ab man pulmonale und zirkulatorische Veränderungen mit großer Wahrscheinlichkeit voraussetzen darf?

ULMER: Ich glaube, daß ab dem 70. Lebensjahr doch mit einer recht großen Häufung von pulmonalen Störungen zu rechnen ist, die man dann genau wissen sollte. Wenn es irgend möglich ist, sollte man vorher eine genaue Funktionsanalyse haben. Es gibt erstaunlicherweise Patienten mit einer recht guten pulmonalen Funktion, die 70 bis 80 und über 80 sind, so daß man generell nicht abgrenzen kann. Ab dem 70. Lebensjahr tritt aber eine Häufung von pulmonalen Störungen auf, und man sollte dann die vorhandene Funktionsfähigkeit untersuchen.

AHNEFELD: Irgendwann zwischen 60 und 70 müßte man also spätestens mit einer differenzierten Voruntersuchung beginnen. Herr STAUCH, trifft das in gleicher Weise auch für die zirkulatorischen Veränderungen zu?

STAUCH: Nur, daß es mit zunehmendem Alter schwieriger wird, eine genauere Diagnostik zu betreiben. Schwieriger ist wohl der richtige Ausdruck, wenn man z. B. an das Belastungs-Ekg denkt, das uns ja doch einen großen Aufschluß über die coronare Herzkrankheit gibt und - wenn diese nicht vorliegt - dann über den Trainingszustand. Es wird mit zunehmendem Alter immer schwieriger durchzuführen, z. B. aufgrund von Arthrosen und weil die Patienten das nicht mehr so gut leisten können. Zum anderen auch aufgrund dessen, daß die Beurteilung schwieriger wird, weil die Frequenzhöhe, die der Patient erreicht, mit zunehmendem Alter niedriger wird. Immerhin kann man festhalten, daß man auch hier ab dem 60. Lebensjahr sowohl physiologischerweise als auch pathologischerweise mit mehr Komplikationen rechnen muß und deshalb eine möglichst genaue Diagnostik betreiben sollte.

AHNEFELD: Wie weit ist eine Kompensation des Altersherzens durch Frequenzsteigerung noch möglich?

STAUCH: Ab dem 70. Lebensjahr kann man unter Belastung Frequenzen von 120 bis 130 erreichen, während man ja sonst bei den Jüngeren eine Ausbelastung von 170 pro Minute annimmt.

AHNEFELD: Herr BERGMANN, Sie haben in Ihrem Referat die altersbedingten Änderungen der Flüssigkeitsräume schon kurz aufgezeichnet, würden Sie dies bitte noch einmal zusammenfassen?

BERGMANN: Ich habe Ihnen hier auf die Tafel die Zahlen aufgeschrieben, die Herr DICK uns gestern in seinem Referat über die Veränderung der Flüssigkeitsräume beim alten Menschen bekanntgegeben hat. Nun ergibt sich daraus die Tatsache, daß sich der extrazelluläre Raum zugunsten des intrazellulären Raumes vergrößert. Dies widerspricht eigentlich unserem üblicherweise vorhandenen klinischen Eindruck einer Hypovolaemie. Wie erklärt sich dieser scheinbare Widerspruch? Er kann sich dadurch erklären, daß Herr DICK über die Veränderungen beim alten Menschen gesprochen hat, und wir es nicht nur mit dem alten Menschen, sondern mit dem alten Patienten zu tun haben und daß Störfaktoren, die sich aus der Grundkrankheit und dem alten Patienten, z. B. aus der veränderten Ernährung, aus der Gabe von Medikamenten und aus der präoperativen Nahrungs- und Flüssigkeitskarenz zusammensetzen, nun üblicherweise zu einer Dehydration, z. B. zu einer hypotonen Dehydration führen, wo Wasser aus dem extrazellulären Raum in den intrazellulären Raum eindringt und dadurch nun auch klinisch das echte Bild einer Verkleinerung des extrazellulären Raumes zustande kommt.

AHNEFELD: Um das Bild etwas abzurunden, fehlt uns noch die Frage, welche altersbedingten Veränderungen sind am Gefäßsystem vorauszusetzen und welchen Einfluß haben sie auf die Leistungsbreite der möglichen Kompensationsmechanismen. Herr NOBBE bitte.

NOBBE: Ich glaube, wir müssen jetzt zwei Dinge unterscheiden. Einmal die physiologischen Altersumwandlungen des Gefäßsystems, wie sie Max Bürger als sogenannte Physiosklerose bezeichnet hat, und dann die Arteriosklerose. Die Physiosklerose besteht im Gegensatz zur Arteriosklerose in einer Verlängerung des Gefäßrohrs, einer Verdickung der Wand, einem Elastizitätsverlust und einer Erweiterung des Volumens. Wir haben es also hier nicht, wie bei der Arteriosklerose, mit herdförmigen Verengungen zu tun. Nun, was hat das zu bedeuten? Dieser Elastizitätsverlust bedingt ein unter Umständen schlechteres oder zumindestens unberechenbares Ansprechen auf kreislaufwirksame Substanzen, wie z. B. Antihypertensiva, insbesondere die sogenannten Sympathicolytica. Das wäre das eine, das andere wäre das pathologisch veränderte Gefäßsystem im Sinne der Arteriosklerose. Es ist relativ einfach, durch Voruntersuchungen den Zustand der Peripherie zu diagnostizieren. Ein Gebiet ist uns wenig zugänglich, das sind die Cerebralarterien. Hier müßten mit spezifischen Untersuchungen auf jeden Fall Zwischenfälle ausgeschlossen werden, die manchmal durch einfachste Untersuchungen hätten verhindert werden können.

AHNEFELD: Versuchen wir, die Definitionen zu umschreiben: Wir können nur feststellen, daß, was die physiologischen Veränderungen betrifft, zwischen dem 60. und 70. Lebensjahr doch erhebliche Veränderungen vorhanden sein werden. Auf jeden Fall ist bei einem größeren Anteil dieser Altersgruppe die Leistungsbreite eingeschränkt. Die Spezialisierung der Medizin, die Erkennung neuer Möglichkeiten in der Therapie führen dazu, daß sehr häufig eine Dauermedikation der Alterspatienten besteht. Eine solche Medikation bedeutet eine Wiederherstellung suffizienter Organleistungen, bedeutet aber noch längst nicht eine Verbreiterung der Leistungsbedingungen. Prof. FOLDES, wie müssen wir bei diesen Definitionen diese Dauermedikation sehen?

FOLDES: People in general take chronically much more medicine than before. Some of the ones that are likely to give us difficulties during anesthesia is the chronic use of diuretics without compensation for the potassium lost associated with it. This is one group of drugs that gives us difficulty. The second group of drugs that can give us difficulties is the chronic use of corticosteroids. This was very bad a few years ago, I think that now the use is a little bit less. Another group of drugs that can give us difficulties is the chronic use of sedatives and tranquilizers. These drugs can effect the situation in two ways: there is a cross tolerance that developes if one takes one kind of a central nervous system depressant, and in this sense we sometimes find that old people, who one could expect to use or require little amount of central nervous system depressants, to produce anesthesia now need large doses. Another problem that I will not go into, I would just like to mention, is the insane induction and insane depression that one can get with the chronic use of drugs. There are certain drugs like short-acting barbiturates, which cause an increased activity of the drug metabolizing microsome of enzymes of the liquor. And then there are other drugs which depress it. And finally I would like to point out just such drugs they can get us into difficulties during anesthesia, which is often taken by old people. These drugs are long-acting and they irreversable inhibit the plasma choline esterase. They are now used extensively in the U.S. and I think in Europe, too, for the treatment of glaucoma. And if such a patient gets a normal dose of succinylcholine for intubation or especially if he gets large doses in the form of infusion, you can get a prolonged apnoe from it, simular to the one you can get with the various abnormal cholinesterases.

AHNEFELD: Der Anaesthesist muß sich während der Prämedikationsvisite ganz wesentlich um diese Frage kümmern. Dabei trifft man jedoch sehr häufig folgendes an: Man fragt den Patienten, ob er kontinuierlich Medikamente nimmt. Dies verneint er dann, weil er mit einem Medikament, das er z. B. schon über 5 Jahre nimmt, so selbstverständlich umgeht, daß er das schon gar nicht mehr als Dauermedikation ansieht. Eine genaue Befragung erfordert Zeit, ist aber unumgänglich notwendig, um objektive Auskünfte zu erhalten und auf dieser Basis diagnostische und therapeutische Rückschlüsse ziehen zu können.

Ein weiteres Problem ergibt sich, wenn wir jetzt fragen, welche Voruntersuchungen wir bei den soeben definierten und gefährdeten Patienten durchführen müssen. Die Schwierigkeit sehe ich darin, daß bei der Spezialisierung eine Gefahr insofern besteht, als man diesen Patienten zu drei Spezialisten überweist, daß jeder Spezialist ihn unter seinen Gesichtspunkten beurteilt, nicht aber unter den Gesichtspunkten, die für uns intra- und postoperativ von Bedeutung sind. Er weiß häufig nicht einmal ganz genau, welche Belastung auf den Patienten zukommt, und hier hat der Anaesthesist zwei ganz wesentliche Aufgaben:

a) ausreichende Information der Spezialisten und
b) dem bevorstehenden Geschehen adaptierte Auswertung der erhobenen Befunde.

Meine erste Frage in diesem Zusammenhang: "Welches Minimalprogramm an Voruntersuchungen ist zur Definition der pulmonalen und kardialen Leistungsfähigkeit und der Voraussetzungen im Flüssigkeitshaushalt präoperativ zu fordern?"

ULMER: Eine der wichtigsten Fragen lautet: Ist bei den Patienten, die pulmonal gefährdet sind, eine Atemwegsobstruktion zu erkennen? Eine bestehende Atemwegsobstruktion läßt sich mit dem 1-Sekundenwert oder mit einem Vitalographen eigentlich gut erkennen. Wenn es aber darum geht, den potentiell Gefährdeten bei noch intakter Funktion zu erfassen, dann reichen diese Methoden nicht aus. Dann ist sicher ganz ohne Frage die Ganzkörperplethysmographie die weitaus überragende Methode. Das ist schon kein Minimalprogramm mehr, aber das ist eigentlich die einzige praktikable Methode für einen größeren Routinebetrieb, wo man in einem Arbeitsgang das intrathorakale Gasvolumen in Abhängigkeit vom Strömungswiderstand messen kann. Dann hat man nämlich sehr genaue Informationen, wie es um den Patienten aussieht.

AHNEFELD: Herr STAUCH, wie sieht das Problem von der zirkulatorischen Seite her aus?

STAUCH: Jeder Patient, auch in der arbeitsgeteilten Klinik, braucht seinen Hausarzt. Irgendeiner muß ja da sein, der das alles integriert. Und für die chirurgischen Patienten ist zu fragen, ob es der chirurgische Assistenzarzt der Station oder der Anaesthesist ist, der integriert, sonst bekommen wir immer wieder Pannen.

Nun, angenommen, der Anaesthesist ist der "Hausarzt" oder Koordinator in der Klinik und integriert die Spezialuntersuchungen, so müßte man minimalerweise bei jedem alten Patienten ein Ekg mit den 12 Standardableitungen fordern. Drohende Rhythmusstörungen, Überleitungsstörungen, Blocks usw. sind anders gar nicht zu erkennen, es sei denn, man fühlt schon einen langsamen Puls. Außerdem ist die Thoraxaufnahme wohl auch allgemein üblich und unabdingbar. Wichtig ist noch der Urinstatus sowie auch Harnstoff und Kreatinin, da bei alten und sehr alten Patienten häufig die Nierenfunktion eingeschränkt ist, was wiederum Konsequenzen für die Digitalisempfindlichkeit hat. Die Patienten werden mit einem erhöhten Kreatinin- und Harnstoffgehalt auf übliche Digitalisdosen eingestellt und dann gibt es Komplikationen, die dem Digitalis angelastet werden, die aber eigentlich ein Problem der Dosierung sind. Es muß dann vorsichtiger digitalisiert werden. Diese Anamnese und klinische Untersuchung ist immer selbstverständlich, aber leider passieren ja die meisten Zwischenfälle nur deswegen, weil diese Voraussetzungen nicht richtig durchgeführt wurden. Das Ekg und die Thoraxröntgenaufnahme ersetzen eben nicht das Hörrohr.

AHNEFELD: Herr BERGMANN, welches Minimalprogramm würden Sie für den Flüssigkeitshaushalt empfehlen?

BERGMANN: Man sollte beim Minimalprogramm zur Abklärung des Flüssigkeitshaushaltes nicht den klinischen Eindruck vergessen, und man sollte daran denken, daß man sich ein Bild über die Harnmenge des betreffenden Patienten in 24 std machen sollte. Wenn man dann ins Labor weitergeht, würden wir Haemoglobin, Haematokrit, ein Ionogramm mit Kalium-, Natrium- und Chloridbestimmung, Standardbicarbonat, Gesamteiweiß, Harnstoff, Kreatinin im Serum und als "Luxus" oder aber auch Notwendigkeit eine Elektrophorese verlangen.

AHNEFELD: Fassen wir zusammen, was von den hier anwesenden Experten gefordert wird: Wir haben die größten Schwierigkeiten wohl in der Differenzierung der respiratorischen Störungen, denn der Sprung vom Vitalographen zur Ganzkörperplethysmographie ist erheblich. Ich glaube, wir können diesen Sprung nicht in jedem Fall vollziehen, und wir müssen - wenn ich die anderen Aussagen der Referenten zugrunde lege - klar fordern: Um so sorgfältiger muß die "klinische Bestandsaufnahme" sein, die aber heute leider häufig vernachlässigt wird. Daneben sind die Thoraxaufnahme, das Ekg, der Urinstatus und die Urinmenge - gerade der Hinweis auf die Urinmenge erscheint mir ganz wesentlich - zur Beurteilung heranzuziehen. Herr DICK wies gestern auf den fehlenden Durst beim älteren Patienten hin, auch wenn in der Anamnese schon über eine längere Zeit ein Defizit in der Zufuhr bestanden hat. Wir ergänzen die Untersuchung durch Haemoglobin, Haematokrit, Ionogramm und Gesamteiweiß. Nach allem hier Gehörten muß man nochmals auf die Wichtigkeit der Anamnese hinweisen. Ich glaube, wir haben hier schon die Ansatzpunkte gesehen, die sich gefährlich auswirken können. Die Anamnese läßt sich auf gar keinen Fall durch andere klinische Untersuchungen voll ersetzen.

NOBBE: Zur Auskultation des Herzens und der übrigen bekannten Stellen gehört auch die Stelle, die in keinem Krankenblatt verzeichnet ist, und das ist die Carotis. Es ist in der Tat so, daß ein Drittel aller Apoplexien auf stenosierende Prozesse der extracraniellen Gefäße zurückzuführen sind. Diese stenosierenden Prozesse können durch die Auskultation rechtzeitig erkannt und die Patienten einer frühzeitigen "prophylaktischen Therapie" zugeführt werden. Wenn diese Untersuchung fehlt, kann am nächsten Morgen trotz aller anderen Werte des Kreatinins und der Transaminasen, des Ekg und des Urinstatus der Patient mit einem Schlaganfall aufwachen. Ich glaube, daß der Anaesthesist ganz genau Bescheid wissen muß, ob die zuführenden Gehirnarterien frei sind oder nicht.

Sodann sollte auch in einer modernen Universitätsklinik die Bettdecke einmal weggezogen und ein Blick auf die Beine geworfen werden. Die Krampfadern, die vor der Operation übersehen werden, machen nach der Operation Kummer.

AHNEFELD: Wir haben in etwa umgrenzt, was wir an Voruntersuchungen brauchen. In jeder Klinik sollte man ein solches Minimalprogramm mit den einzelnen Spezialisten absprechen und nochmals betonen, wie wichtig die gegenseitige Information und der Erfahrungsaustausch auf diesem Gebiet ist. Nur dann darf man auch von seinem Partner erwarten, daß er einem die Befunde in der gewünschten Form liefert.

Nun zu der Frage, welche depressorischen Wirkungen durch Anaesthetica für das Altersherz zu befürchten sind.

FOLDES: In the order of importance myocardial depression, which is a common occurence especially with rapid induction techniques, either with inhalation or intravenous agents, second the depression of the conduction system which can change a partial to a total block with atrioventricular dissociation, and third is the arrhythmogenic effect, which can cause ventricular arrhythmias, ventricular tachycardia and in extreme cases cardiac arrest.

AHNEFELD: Herr GERBERSHAGEN, welche Anaesthesiemittel haben nachteilige Auswirkungen auf die Respiration?

GERBERSHAGEN: Im Grunde genommen bewirken alle Anaesthesiemittel eine Depression des Atemzentrums, nicht zu vergessen die neueren Mittel, wie z. B. Valium, Penthazocin. Für den Anaesthesisten besteht ein Unterschied zwischen dem intraoperativen und dem postoperativen Verlauf: Intraoperativ ist der Patient in guten Händen, postoperativ fängt die Atemdepression an und führt dann zu Komplikationen.

AHNEFELD: Ich finde es gut, daß Sie hier auf die neueren Mittel kommen. Es besteht ja eine erkennbare Tendenz: Jedes neue Gerät gibt wesentlich mehr Sicherheit und jedes neue Medikament ist wesentlich ungefährlicher. Wir kommen ja zu Computern, die sich inzwischen selbst unterhalten und deren Gebrauchswert trotzdem Null ist. Und mir gefiel ein ganz besonderer Ausspruch von Prof. FOLDES zu diesem Thema in der Prämedikation. Herr FOLDES würden Sie uns diesen Ausspruch noch einmal sagen?

FOLDES: Well, I think I will have to say this in German because I learned it in Austria many years ago. They used to teach at the University of Vienna:
Wenn man nicht mehr weiß, wofür und warum,
gibt man dem Patienten Jodkalium.
Und jetzt kann es modifiziert heißen:
Wenn man nicht mehr weiß, wofür und warum,
gibt man einfach Valium.

AHNEFELD: Es ist gut, einmal daran erinnert zu werden, daß schließlich jedes Medikament in der Verabreichung überlegt zur Anwendung kommen sollte. Folgen wir nun weiter in der Vorbereitung des Patienten: Welche festgestellten pulmonalen Veränderungen sind durch präoperative Maßnahmen, und zwar durch welche, zu verbessern?

ULMER: Wir sehen teilweise, daß pulmonal erkrankte Patienten praktisch unvorbereitet zum Chirurgen kommen. Wir sehen, daß Patienten nicht operiert werden, weil sie schon ein so schweres Emphysem oder eine schwere Bronchitis haben. Sie könnten aber operiert werden, wenn sie gut vorbereitet werden. Der Pulmonologe ist heute mit den ganzen Möglichkeiten, die er hat, bei einem Großteil der Patienten - ich würde sagen, 60 bis 70 % - in der Lage, ganz entscheidende Verbesserungen der Funktion durch eine Vorbehandlung zu erzielen. Diese Vorbereitung ist gewöhnlich eine Kombination von Antibiotica neben den Rindenhormonen und Bronchodilatatoren, die individuell eingestellt werden müssen. Und da kommt gleich die Frage der Corticosteroide, die ja dann während der Operation, evtl. über die Operationstage weitergegeben werden müssen.

Wir haben ein größeres Krankengut verfolgt, und wir haben keine Sorgen mehr, bis zu 7,5 mg, notfalls auch 10 mg Prednisolon pro Tag zu geben, auch während der Operationszeiten. Wir haben dadurch keine Komplikationen. Die Komplikationen, die von seiten der Nebennierenrindenhormone drohen, sind eigentlich im wesentlichen eine höhere Thromboseneigung, und wenn man da sehr darauf achtet, kann man das vermeiden. Die Wundheilung wird dadurch nicht gestört, wir hatten in der Hinsicht eine unfreiwillige Erfahrung mit sehr hohen Prednisolondosen. Ein Mitarbeiter von mir wurde zum Chirurgen gerufen, wo ein Patient mit einer obstruktiven Bronchitis und mit einem Gallenblasenempyem lag. Nun war die Frage: Kann man ihn operieren oder nicht? Mein Mitarbeiter sagte, geben Sie Antibiotica und eine Ampulle Volon A 40. Daraufhin ist von der chirurgischen Klinik jeden Tag eine Ampulle Volon A 40 gespritzt worden. Es war also nicht präzise genug von meinem Mitarbeiter ausgedrückt worden. Dies ging über 6 Tage, das entspricht etwa einer Dosis von 6 Tabletten Prednisolon pro Tag, und in dieser Situation ist der Patient operiert worden. Es ist jedoch alles ganz primär verheilt, so daß man sagen kann, daß auch mit relativ hohen Dosen die Wundheilung nicht gestört ist. Ich würde aber sagen, wir bemühen uns, die kleinstmögliche Dosis zu geben. Aber statt einer Dosis von 10 mg lieber nur 7,5 mg geben, d. h. 1 1/2 Tabletten. Hier ist keinerlei Gefahr gegeben, und für die Lunge bedeutet das enorm viel. Also eine sehr sorgfältige Vorbereitung ist wichtig. Der Pulmonologe braucht bei einem Patienten, der eine obstruktive Atemwegserkrankung hat - und die auch schwerer sein kann - 6 bis 7 Tage, um ihn operationsfähig zu bekommen. Dann haben wir recht gute Erfahrungen gemacht. Auch relativ schwer obstruktive Patienten können dann ganz gut operiert werden, ohne daß ich ein wesentliches Risiko erkenne. Auch muß postoperativ sehr sorgfältig darauf geachtet werden, daß rechtzeitig alles Entscheidende geschieht. Man kann diese Patienten recht gut in der Hand behalten, es kommt nur sehr darauf an, daß man es nicht erst zu spät erkennt.

AHNEFELD: Herr TEUTEBERG, Sie sprachen über die Möglichkeiten der Inhalationstherapie und Physiotherapie. Was würden Sie zur Vorbereitung raten und welche Zeit benötigen wir für eine optimale Vorbereitung?

TEUTEBERG: Es wären in Abhängigkeit von dem vorliegenden Krankheitsbild die verschiedenen Maßnahmen, die ich aufgezählt habe, anzuwenden. Vorbedingung wäre einmal die Teilnahme des Patienten an atemgymnastischen Übungen, um ihn dazu zu bringen, wieder einen normalen Atemrhythmus zu erlernen. Das liegt häufig bei den Alterspatienten mit Elastizitätsverlust im Thorax- und Lungenbereich vor. Zweitens würde ich bei Patienten, die eine obstruktive Atemwegserkrankung haben - wie Prof. ULMER eben anschnitt - versuchen, zusätzlich durch Feuchtigkeit mittels der assistierenden Überdruckbeatmung in einer Beatmungsinhalation lokal noch mitzuwirken, um eine Expectoration möglich zu machen und damit den Weg zu einer guten postoperativen Periode frei zu machen. Die Dauer der Vorbereitungszeit ist in etwa dieselbe, in Abhängigkeit von der Schwere des Krankheitsbildes, die Prof. ULMER genannt hat, 6 bis 7 Tage.

NOLTE: Zur Inhalationstherapie: Man sollte, z. B. bei Oberbauchoperationen, mit dem Patienten ein- oder zweimal präoperativ inhalieren, damit er es kann, postoperativ lernt er es schwerer oder gar nicht.

AHNEFELD: Das ist ein wichtiger Hinweis. Man sieht doch immer wieder, daß die Krankengymnastin eingeschaltet wird, wenn der Patient noch unter Valium oder anderen Mitteln steht. Nun soll sie ihm in dieser Situation beibringen, was er zu üben hat. Ich glaube, die Ursachen sind Zeit- und personelle Gründe. Wenn die Krankengymnastin dann schließlich den Kontakt zum Patienten hergestellt hat, dann ist er so weit, daß er es eigentlich nicht mehr braucht. Wir kommen später noch einmal auf diese Frage zurück, wenn wir die Vorbereitungen des Alterspatienten besprechen. Will man bessere Leistungsbedingungen schaffen, die man mit Hilfe der uns heute zur Verfügung stehenden Möglichkeiten fraglos schaffen kann, so braucht man Zeit. Es wird zu diskutieren sein, ob man dies unbedingt stationär machen muß oder ob wir hier nicht andere Formen finden können.

Welche festgestellten kardialen und haemodynamischen Veränderungen sind durch präoperative Maßnahmen und durch welche zu verbessern? Auch hier würde die Dauer der Vorbereitungszeit interessieren.

STAUCH: Jeder Alterspatient - ob mit oder ohne Komplikationen - soll im allgemeinen digitalisiert werden. Die Digitalisierung ist meines Erachtens für die Alterschirurgie notwendig.

Bei alten Leuten, die häufig empfindlich auf Digitalis sind, ist der richtige Zeitpunkt wichtig. Hat man eine Wahloperation - Hüftgelenk oder ähnliches -, bei der es nicht darauf ankommt, ob der Patient heute oder in 4 Wochen operiert wird, würde man 2 bis 3 Wochen für eine Digitalis-Therapie vorsehen, um zu erkennen, ob sich Rhythmusstörungen oder sonstige Unverträglichkeitserscheinungen einstellen. Besteht eine Hypertonie mit Blutdruckwerten über 200, dann sollte auch eine antihypertensive Therapie über mehrere Wochen eingeleitet werden. Bei Vorliegen von Rhythmusstörungen wäre es gut zu wissen, auf welche Antiarrhythmica dieser Patient anspricht, denn es gibt gewisse Klassifizierungen für die Antiarrhythmica. Bis jetzt wurde noch keines gefunden, welches bei allen Rhythmusstörungen gleich gut wirkt. Jeder Patient hat sozusagen sein eigenes Antiarrhythmicum bzw. seine eigene Kombination.

Bei schneller Digitalisierung wäre später noch darüber zu sprechen, in welcher Form sie stattfindet. Bei mittelschneller Digitalisierung und bei akuten Fällen wäre eine intravenöse Digitalisierung durchzuführen.

AHNEFELD: Wann ergibt sich die Indikation für die Implantation eines Schrittmachers als Operationsvorbereitung?

STAUCH: Man kann "Implantation" berichtigen in die "Anlage eines temporären Schrittmachers". Wenn die absolute Indikation für einen Schrittmacher gegeben ist, dann hängt es von der anstehenden Operation ab, ob man diese zuerst vornehmen kann oder später. Wichtig sind gerade die Fälle, bei denen man vielleicht keinen Schrittmacher implantiert, wo man aber bei einer Operation unter Anaesthetica und ihren kardiodepressorischen Wirkungen eine Sicherheit haben muß. Folgende Fälle müssen unbedingt mit einem temporären Schrittmacher als Sicherheit operiert werden:
Das ist einmal der AV-Block zweiten Grades mit beiden Typen, einmal der Wenckebach als auch der mit fester Kopplung des Ausfalls der Überleitung; da ist das sogenannte Thick-Sinus-Syndrom, d. h. Bradykardien, die nicht in irgendein Schema fallen, wie der sinuareguläre Block, den man sozusagen ausmessen kann, sondern das sind Sinusbradykardien, die sich besonders nach tachykarden Anfällen einstellen, wo der Sinus durch häufige Vorhoferregung erschöpft ist und eine lange Zeit braucht, bis er wieder anspringt.

Wichtig ist noch ein anderes: das ist der sogenannte Hemiblock. D. h., wenn wir das Reizleitungssystem sehen, dann besteht es ja aus dem AV-Knoten, und bei einer Überleitungsstörung reden wir im allgemeinen von dem AV-Block irgendeiner Art. Die Blockierung braucht aber nicht im Knoten zu sitzen, sondern kann auch im Leitungsschenkel in der rechten Kammer und im Stamm des Leitungsschenkels in der linken Kammer sitzen, der sich dann in einen hinteren und in einen vorderen Anteil aufspaltet. Die Blockierung kann also in mehreren Schenkeln sitzen. Einmal im üblichen AV-Block, aber wahrscheinlich ist sie gar nicht so häufig, wie man bisher angenommen hat, sondern es kann ein Rechtsschenkelblock vorhanden sein, und einer dieser beiden Schenkel kann blockiert sein, z. B. der anteriore halbe Schenkel des linken Leitungsbündels. Dann hätten wir also einen Rechtsschenkelblock und einen anterioren Hemiblock, die Hälfte des linken Schenkels. Dies war z. B. bei einem unserer Patienten der Fall: Der Patient, der vor ein oder zwei Wochen mit Adams-Stokes-Anfällen in die Klinik kam und der Assistent sagte: "Er hat eigentlich nur einen AV-Block ersten Grades, wollen wir ihm einen Schrittmacher geben?" Der Patient hatte das Bild, das relativ leicht zu merken ist: ein Rechtsschenkelblock, nur zu erkennen in den Brustwandableitungen, daher also Ekg-Routine-Kontrollen in den 12 Standardableitungen; Extremitätenableitungen allein genügen nicht. Im Extremitäten-Ekg fehlte die S-Zacke, die sonst für einen Rechtsschenkelblock obligatorisch ist. Statt dessen hat er einen überdrehten Linkstyp, also positives QRS in der ersten, negatives in der zweiten und dritten Ableitung. Dieser Patient hatte also einen Rechtsschenkelblock und einen anterioren Hemiblock. Daß er zusätzlich eine AV-Überleitungsstörung hatte, lag mit größter Wahrscheinlichkeit nicht daran, sondern daran, daß der posteriore Schenkel auch schon angegriffen war und nur noch verzögert leitete.

Wir wollten auch am nächsten Tag noch ein Ekg für Dokumentationszwecke haben, und dort stellte sich heraus, daß der Block jetzt umgesprungen war, und zwar lief er jetzt auf dem anterioren Schenkel, und der hintere Schenkel war blockiert. Der Patient hatte weiterhin seinen Rechtsschenkelblock, erkenntlich an V 1, mit einem Rechtstyp. Er wechselte also ab zwischen anteriorem und posteriorem Hemiblock und manchmal, wenn er seine Adams-Stokes-Anfälle bekam, dann waren sie beide blockiert. Dieses Bild ist gar nicht so selten. Diese Patienten, selbst wenn sie keine Adams-Stokes-Anfälle, aber einen solchen Hemiblock haben, sind hochgradig für einen Herzstillstand oder eine Totalblockierung gefährdet. Dies kommt besonders leicht in Frage, wenn die Leitungen durch Anaesthetica zusätzlich gestört sind.

AHNEFELD: Welche Mittel sollen in der Prämedikation Verwendung finden oder welche Kontraindikationen sind zu nennen?

FOLDES: I do not like to use in the elderly patient either Scopolamine or short-acting barbiturates because the effect of these cannot be predicted and in some patients you see prolonged postanesthetic confusion, that can last after a 3/10 of a mg-dose of Scopolamine sometimes as long as 24 hours. My favorite premedication for the elderly patient is the use of an anti-histaminic, which has sedative properties. And I found the best in diphenhydramine benadryl. This gives sedation and also gives some protection against histamine release. This is what I use for sedation. I used Atropine and Atropine in the elderly patient has to be used in relatively large doses, except when they have some tachycardia, because the old patient is relatively resistant to Atropine. In contrast to most of my collegues, I like to use a small dose of a narcotic, because if you do not, you will find that the dose of intravenous agents for induction of anesthesia or the concentration of inhalation anesthetic agent has to be increased. I used those and if the patient already has tachycardia then I do not use Dolantin, Pethidin, because this is the only narcotic that has a tendency to produce tachycardia. In these cases I use the good old Morphine, but in small doses.

AHNEFELD: Für die Prämedikation zunächst einmal die entscheidende Frage der Dosierung. Hier eine Routinedosis zu verwenden, ist nicht möglich, es kommt bei der Prämedikation aber auch ganz wesentlich auf die rechtzeitige Verabreichung an.

FOLDES: This regard to the timing: it is much better, if you don't know the exact time of the start of anesthesia, to give it too early than to give it too late. If you give it too late you will not have the effect when you need it, and that sometimes during anesthesia the effect of your premedication and the effect or your anesthetic agent will be additive. Another thing that I think is very important, is to order premedication always intramuscularly and not subcutaneously. A subcutaneous injection can mean anything depending on the nurses skill from intracutaneous to intramuscular. You can avoid it if you calculate and order your doses on the bases of intramuscular premedication.

NOLTE: Im großen und ganzen stehen hier doch einige Widersprüche. Einmal zum Scopolamin. Wir haben wohl 12.000 bis 15.000 prämedizierte Erwachsene aus den letzten 5 Jahren mit der Kombination Morphium-Scopolamin. Ich glaube, auch im Alter von über 70 ist es eine Dosierungsfrage. Man muß auch das Scopolamin drastisch reduzieren. Wir haben keinen Fall gesehen, wo es zu Verwirrtheitszuständen beim Patienten kam.

AHNEFELD: Wie wäre diese Dosierung?

NOLTE: Wir prämedizieren vorwiegend nach Alter des Patienten und erst sekundär nach dem Allgemeinzustand, weil wir glauben, daß ein Patient von 40 Jahren und ein Patient von 80 Jahren bei gleichem Körpergewicht unterschiedliche Toleranz gegenüber diesen Medikamenten haben. Darum unterteilen wir in Gruppen bis 40, von 40 bis 55 und von 55 bis 70 und über 70, dann geht es graduell nach unten und wird reduziert. Wir brauchen die subcutane Applikation. Wir sehen keine Nachteile, und wir glauben, daß wir bei der subcutanen Applikation mit der Zeit weit vorausgehen können, mindestens 1 1/2 Stunden präoperativ und damit die volle Wirkung zum Anaesthesiebeginn haben.

AHNEFELD: Das Problem der zeitgerechten Verabreichung spielt in zahlreichen Abteilungen noch eine ganz wesentliche Rolle. Es ist schwer, organisatorisch sicherzustellen, daß der Patient zeitgerecht prämediziert wird. Ich glaube, hier ist die Empfehlung von Prof. FOLDES ganz wichtig, zu sagen, lieber länger vorher als zu kurz vorher. Es sollte wirklich aufhören, was man auch im eigenen Bereich immer wieder sieht: Der Patient wird auf die Trage geladen, herausgefahren, und während er auf der Fahrt zum Operationssaal ist, wird schnell noch einmal die Bettdecke gelüftet, er erhält die Prämedikation. Dies sollte aus zwei Gründen nicht vorkommen: Einmal ist die Wirkung nicht da, und zum anderen kommt ein Patient in den Operationssaal, der die schlechtesten Vorbedingungen bringt. Es ist nun einmal so, daß mindestens 90 % der Patienten Angst vor der Operation haben, die wir bei zeitgerechter Prämedikation verhindern, wobei wir uns vor allem vor katecholaminbedingten Schwierigkeiten und Zwischenfällen schützen.

Welche Forderungen wären in qualitativer und quantitativer Sicht an eine präoperative Infusionstherapie zu stellen?

BERGMANN: Qualitative Forderungen beziehen sich erstens auf die Zusammensetzung der Infusionstherapie und zweitens auf einen etwaigen kreislauffüllenden Effekt, wenn ein solcher gewünscht wird. Zur Kreislauffüllung ziehen wir, wie ich schon erwähnt habe, körpereigene Substanzen den als Prothese verwendbaren Plasmaersatzstoffen vor. In der Zusammensetzung muß die Elektrolytdosierung berücksichtigt werden, die nach Bilanzierung durchgeführt werden sollte. Ich darf noch einmal an die Ausführungen von Herrn DICK bezüglich des Kaliums erinnern, daß wir im Alter grundsätzlich mit einem Kaliummangel zu rechnen haben. Der Kaliumbestand im Alter ist etwa um 1.000 mval geringer einzuschätzen als der Kaliumbestand des normalen, nicht alten Erwachsenen.

Was nun den Kalorienbedarf betrifft, so darf ich Sie daran erinnern, daß man mit einem Soll-Wert von 40 kcal pro kg pro die rechnen soll, und daß nach den Empfehlungen zur parenteralen Ernährung die zugeführten Nährstoffe etwa zu 50 % aus Kohlenhydraten und zu 30 % aus Fetten und zu 20 % aus Aminosäuren bestehen sollen. Wie Sie gestern über die Eiweißerfordernisse des alten Menschen gehört haben, sind diese im Vergleich zum normalen, nicht alten Erwachsenen erhöht. Man müßte diese Zusammensetzung beim alten Menschen modifizieren: eine Erhöhung der Aminosäurenzufuhr auf 25 %, eine Steigerung der Kohlenhydratzufuhr von 50 auf 66 % bis auf 2/3. Damit sind wir weit ab von der Toleranzgrenze der Kohlenhydrate. Wir kommen bei der Berechnung dieser 66 % etwa auf 0,2 bis 0,3 g pro kg pro std. Die Toleranzgrenze liegt zwischen 0,5 und 1 g pro kg pro std, und damit reduzieren sich automatisch die Fette von 30 auf 12 %.

Nun zu den quantitativen Problemen. Diese betreffen zum einen die Volumengröße der Zufuhr und zum anderen die Geschwindigkeit der Infusion und damit im Zusammenhang auch die Überwachungsmethoden.

Wenn wir über das Volumen sprechen, müssen wir uns vor Augen halten, daß wir ausreichendes Volumen geben müssen, um der schon meist vorgeschädigten Niere die Möglichkeit zu geben, harnpflichtige Substanzen eliminieren zu können und um ihre Perfusion zu garantieren. Kein Lungenödem zu erreichen, ist oft eine Kunst. Wenn wir absolute Zahlen angeben sollen, so wäre als Richtzahl die Harnmenge plus 500 ml Flüssigkeitsvolumen zu nennen.

Sie haben gestern von Herrn DICK nochmals gehört, daß die Perspiratio insensibilis beim alten Menschen herabgesetzt ist; man möge aber dabei nicht vergessen, daß wir oft Harnmengen von 2 bis 2 1/2 Litern in 24 Stunden benötigen, um bei der vorgeschädigten Niere auch die Ausscheidungspflicht der Niere erfüllen zu können und die harnpflichtigen Substanzen herauszubekommen. Die Geschwindigkeit der Infusion ist ein ganz wesentliches Kriterium. Man soll grundsätzlich 24 Stunden lang infundieren. Damit ist erstens der geringste kreislauffüllende Effekt im Sinne einer Kreislaufbelastung gegeben, und zweitens ist die Ausnützung, die Utilisation der zugeführten Nährstoffe damit optimal. Die Voraussetzung dafür ist naturgemäß ein Cava-Katheter, und ich wiederhole mich nachdrücklich: Die Einführung eines Cava-Katheters gehört zum Routineprogramm jedes aufgeschlossenen anaesthesiologisch-chirurgischen Betriebes. Die Überwachung der Infusion bzw. der Volumenfüllung ist damit gegeben; naturgemäß muß man Harn messen, wenn notwendig, stündlich. Ein Labor, das alle die schon angeführten Untersuchungen zur Überwachung mit aufnehmen muß, ist ebenfalls eine absolute Forderung.

AHNEFELD: Ich möchte versuchen, den präoperativen Teil kurz zusammenzufassen. Wir haben also versucht, den Alterspatienten zu definieren. Wir haben festgestellt, daß wir eine Reihe von Möglichkeiten ausnutzen müssen, um die Ausgangssituation zu definieren und die uns zur Verfügung stehenden therapeutischen Möglichkeiten auszunutzen.

Sprechen wir zunächst die Wahloperation an. Es ergibt sich immer zwingender die Notwendigkeit, die Diagnostik schon ambulant durchzuführen, um lange und unnötige stationäre Liegezeiten zu vermeiden. Es wird also unsere Aufgabe mit sein, mit den Internisten und den operativen Fächern abzusprechen, wie man dabei die den Anaesthesisten interessierenden Voruntersuchungen realisieren kann, um dann evtl. schon ambulant mit der Vorbereitung zu beginnen. Wir haben gehört - ob es die kardiologische Seite oder andere vitale Funktionen anbelangt -, daß wir eine wesentlich bessere Vorbereitung durchführen können, wenn wir Zeit haben. Der Patient sollte bei Dysregulationen in seinen verschiedenen Flüssigkeitsräumen oder bei reduziertem Ernährungszustand mindestens 24 std. vorher mit einer Infusionstherapie behandelt werden, um einen zu schnellen präanaesthetischen Ausgleich mit all den Schwierigkeiten, die hier anklangen, zu vermeiden und die Ausgangssituation zu verbessern.

Nun kommen wir zur Auswahl der Narkosemittel. Ergibt sich aus der Auswertung der Mortalität und Morbidität ein Hinweis, welche Methoden und Anaesthesiemittel die Sicherheit vergrößern? Herr NOLTE, bitte.

NOLTE: Ich kann Ihnen nur theoretische Hinweise geben. Mit der Größe unseres Materials können wir natürlich nicht Penthrane gegen Fluothan abwägen oder Bupivacain gegen Mepivacain. Außerdem haben wir keine Statistik vorliegen, wir befinden uns also wie die Ungläubigen im Bereich der Religion: entweder ich glaube, oder ich glaube nicht. Jedoch sind wir davon überzeugt, und wir stehen damit im Einklang mit all denen, die in der Lage sind, den Patienten alle Techniken anbieten zu können, daß, wenn möglich, der Regionalanaesthesie als Methode der Wahl der Vorzug gegeben werden sollte.

FOLDES: I think I agree with Prof. NOLTE. Whenever you can use regional anesthesia without major supplementation, it is preferable. If you have to carry out operative procedures, which can only be done under regional anesthesia with major supplementation, for example enough general anesthesia to intubate the patient, then I think it is better to use balanced anesthesia and not to take the possible complications of both, regional and general. But where it can be employed without major supplementation my first choice is always regional anesthesia.

AHNEFELD: Dies natürlich unter den Voraussetzungen, die Herr NOLTE abschließend in seinem Referat nannte. Gibt es denn, Prof. FOLDES, noch pharmakologische Gesichtspunkte, die die Auswahl der Anaesthetica für die Alterspatienten beeinflussen?

FOLDES: In general, in the aged patients I prefer techniques of general anesthesia which rely on several relatively specific rapidly-acting and short lasting agents. And to go about it by giving small doses and by regarding the patients needs. This is a very important principle. Regard the patients needs, go slowly with the induction so that the patients can still compensate and if they cannot, the anaesthesiologist has the possibility because he has the time to compensate. The only difference between an aged or a poor risk and a good risk patient is that with the poor risk or aged patient one has to stay close to the physiological normal. We should avoid deviations in either directions. No hypertension should be allowed. And this can be only carried out, if one proceeds slowly, cautiously. I think it is very important to remember that the human organism is made to function optimally with a pO_2 of 100 mm Hg, a body temperature of 37° C and a pH of 7,4 and a pCO_2 of around 40 mm Hg. We all follow the instructions of the car manufacturers to use the right type of gasoline, the right octane-gasoline, but we forget, that it is also important to use the right conditions in the human patients. And one last word: In the aged patient I like to build my general anesthesia around the least harmful of all agents which is nitrous oxide. You get the most possible results out of nitrous oxide, giving it in as high concentrations as possible and still maintaining a minimal pO_2 of around 100 mm Hg.

AHNEFELD: Hieraus können wir den Schluß ziehen, daß wir uns gerade bei Alterspatienten mit Routinedosierungen noch mehr zurückhalten sollten, daß wir eben diesen Terminus technicus, die "Titration des Bedarfes" vor Augen haben sollten. Das heißt aber auch, daß man dafür Zeit braucht; eine Titration unter Zeitdruck ist nicht möglich.

Herr STAUCH und Herr BERGMANN haben in ihren Referaten die Frage angeschnitten: Antihypertensiva vorher absetzen oder nicht? Herr BERGMANN, würden Sie noch einmal klare Aussagen zusammenfassen?

BERGMANN: Ich darf die verschiedenen Möglichkeiten der antihypertensiven Therapie in Erinnerung rufen, denen allen gemeinsam ist, daß die Abklingzeit dieser Medikation zum Großteil beträchtlich lange dauert. Die maximalen Abklingzeiten sind 3 Wochen, so daß es aus der Praxis heraus gesehen meistens aus diesem Grunde gar nicht möglich sein wird, diese Antihypertensiva auch vor elektiver Chirurgie abzusetzen. Wir wollen dies auch gar nicht, weil wir bei der temporären Absetzung dieser Medikamente durch den plötzlichen Blutdruckanstieg sowohl ein Herzversagen als auch eine Apoplexie als auch last not least eine massive Schädigung der Nierenperfusion zu fürchten haben. Es erscheint uns wesentlich zu wissen, welche Gefahren aus der antihypertensiven Therapie für die Anaesthesie entstehen, um uns entsprechend zu verhalten; z. B. bei der vorhandenen Vasodilatation den Kreislauf entsprechend vorher aufzufüllen. Auch bei einer etwaigen Zufuhr von exogenen Vasopressoren - wobei ich der Meinung bin, daß man besser das Volumen in den Vordergrund stellt - darf man nicht vergessen, daß sie z. T. wesentlich verstärkt wirken, nämlich dort, wo die Noradrenalinspeicher entleert sind. Ich glaube, man fährt mit der Volumenfüllung am besten und setzt die Antihypertensiva nicht temporär ab.

AHNEFELD: Herr STAUCH, Sie haben es schon erwähnt, ich möchte aber kurz noch einmal darauf eingehen: Wie ist die Toleranz des Alterspatienten gegenüber einem Blutdruckabfall? Wenn Sie hier bitte das Generelle noch einmal zusammenfassen könnten.

STAUCH: Beim Alterspatienten müssen wir gewöhnlich gegenüber dem Blutdruckabfall einen Mittelweg wählen. Wenn wir einen zu hohen Blutdruck haben, laufen wir Gefahr des Linksherzversagens. Haben wir einen zu niedrigen Blutdruck, laufen wir Gefahr der cerebro-vasculären Insuffizienz, die deletär verlaufen kann, des Herzinfarkts, kurz, daß der Perfusionsdruck für stenosierte Gefäße zu gering wird. Wir werden also auch hier, wenn möglich vorher, feststellen, welche Blutdrucktoleranzen bei einem bestimmten Patienten möglich sind, und auch hier kann man nur darauf hinweisen, daß nur derjenige darüber Auskunft geben kann, der einen Patienten längere Zeit beobachtet hat. In der Regel dürfte es der Hausarzt sein, der den Patienten möglicherweise unter antihypertensiver Therapie oder überhaupt in Behandlung hatte. Wenn vorher eine längere internistische Behandlung der Klinik vorangegangen ist, so muß man den Kliniksarzt fragen, der sicher nicht von sich aus Auskunft gibt, weil er nicht daran denkt, daß das für den Anaesthesisten von Interesse ist. Mit welchen Blutdruckwerten kann man bei diesen Patienten auskommen? Selbst bei hochgradigen Stenosen sind ja nur geringe Schwankungen des Blutdruckes nach unten sehr schwerwiegend, indem sie die Perfusion unter eine kritische Stelle setzen.

AHNEFELD: Es kommt also in der Hauptsache darauf an, entsprechende Daten zu erhalten. Man sollte nach zwei oder drei Tagen Bettruhe noch einmal sehen, wo sich der Blutdruck unter einer antihypertensiven Behandlung eingespielt hat und versuchen, nun möglichst nicht oder zumindest nicht für längere Zeit, diesen kritischen Wert zu unterschreiten.

STAUCH: Es dürfte ein sehr sicherer Weg sein, diesen Wert nicht wesentlich zu unterschreiten, der sich nach einigen Tagen Bettruhe eingespielt hat. Es braucht nicht der einzige Weg zu sein, aber für die tägliche Praxis ist er anwendbar.

NOBBE: Die Toleranz bei der Carotisstenose ist ganz gering. Ein auch nur flüchtiger Blutdruckabfall bei der vorhandenen hochgradigen Stenose der Carotis interna oder communis, meist im Bereich der Gabel, zieht die Apoplexie nach sich. Ich möchte absichtlich scharf formulieren: Ein Patient mit einer nachgewiesenen Carotisstenose ist nur bei vitaler Indikation überhaupt operabel. Ansonsten sollte oben vor unten gehen, das ist ein altes gefäßchirurgisches Prinzip. Erst die Carotisstenose beseitigen und dann distale Gefäßveränderungen operieren.

Darf ich aber in diesem Zusammenhang eine ganz andere Frage an die Anaesthesisten stellen? Und das betrifft das Problem der Volumenauffüllung. Ich glaube, daß ein routinemäßiger Griff der Anaesthesisten zur Plasmaexpanderflasche bei einer Narkose fast schon üblich ist, und es gibt eine Situation, da muß man es, glaube ich, diskutieren, man muß es überdenken. Wir müssen einige Angiographien in Narkose durchführen; es werden unter Umständen große Mengen eines sehr hoch konzentrierten Kontrastmittels appliziert, das geht bis zu 150 und 200 ml.

Wir haben vorhin gehört, daß der Alterspatient immer am Rande der Kompensation und der Kompensationsmöglichkeiten steht. Was passiert, wenn ein Patient diese Mengen bekommt, wenn er eine latente Herzinsuffizienz hat und wenn dazu noch Macrodex kommt? Ich erinnere daran, daß die Ausscheidung des Urins hinterher ein spezifisches Gewicht von u. U. 1.060 hat. Wir selbst haben einen solchen Fall erlebt, wo der Patient kurze Zeit später im Lungenödem war. Ist da der Plasmaexpander indiziert?

AHNEFELD: Auch bei einigen Anaesthesisten ist es vielleicht so wie bei einigen Internisten, die sofort zum Kreislaufmittel greifen. Man muß hier selbstverständlich entsprechende Indikationen stellen, und es ist ganz klar, daß das kolloidale Volumenersatzmittel nicht das Allheilmittel ist, mit dem man nun grundsätzlich jede Narkose einleitet, vor allen Dingen, wenn die Vorbedingungen beim Alterspatienten erfüllt sind, wie sie Herr BERGMANN forderte. Das Auffüllen mit Kolloiden gleichzeitig mit der Narkoseeinleitung ist nicht optimal, eben weil damit die Titration des Bedarfs überhaupt nicht mehr möglich ist. Hier ergeben sich also klare Indikationen: Substituiert werden muß, soll und darf nur das, was fehlt. Vergessen wir andererseits aber auch nicht die fast immer vorhandene Hypovolaemie des Alterspatienten.

Prof. FOLDES ist die Toleranz unter Anaesthetica bei einem Blutdruckabfall vergrößert oder verringert?

FOLDES: I think that in general the tolerance of the geriatric patient either to hypo- or hypertension is decreased during anesthesia. And one should do everything, as many of my fellow panelists have already mentioned, to keep the blood pressure on an even keel and in connection with this I would like to emphasize the importance of optimal positioning. I think the positioning is extremely important. The position that we have found to be optimal can be achieved very simply. Most people, when they want to avoid a fall in blood pressure and good return to the heart, use the Trendelenburg position. What one has to remember that if we are using the Trendelenburg position and we put the patients head down, we get good return from the lower part of the body, but we are getting spaces in the upper part of the body including the brain. And it has already been pointed out that especially, when there is some disturbance of the carotid circulation, this can be very dangerous. The position that we have found very useful and we recommend, is: first we flex the table to bring the head and the feet together. Then we use the Trendelenburg to get the upper part in the horizontal or slight Trendelenburg position. This position is the best, both under regional and general anesthesia and should be used whenever feasible.

AHNEFELD: Dies ist etwas ganz Entscheidendes. Wir beobachten in den Kliniken noch häufig irgendwelche Handlungen, von denen kein Mensch mehr sagen kann, warum sie so durchgeführt werden. Es ist auch eine Selbstverständlichkeit, daß sie in ganz gleicher Weise beim Kind oder beim Alterspatienten durchgeführt werden. Viele Lagerungen gehen noch zurück auf früher geübte Methoden in der Lokalanaesthesie und hier sollte man, bei gefährdeten Patienten zumindest, ein Gespräch mit den Operateuren führen. Ich glaube, daß viele Extremlagerungen wirklich nicht notwendig sind, sondern daß immer eine für beide Seiten einigermaßen tragbare Lagerung zu finden ist.

BERGMANN: Ohne den Namen Trendelenburg dabei in Mißkredit bringen zu wollen, darf ich daran erinnern, daß die ganz steile Trendelenburg-Lagerung, nämlich 90°, eine der besten Methoden der spanischen Inquisition war. Und daß man bei dieser Methode, ohne dazu sonstiges zu tun, den Patienten sehr leicht vom Leben zum Tode befördern konnte.

NOLTE: Zur Neuroleptanalgesie: Ich weiß nicht genau, nach welchen Kriterien Sie, Prof. FOLDES, ausgewertet haben. Normalerweise fällt die Neuroleptanalgesie doch mehr in den Bereich zur Allgemeinanaesthesie hin. Ich weiß nicht, ob man sie als drittes Verfahren nennen könnte. Ich glaube, daß die Neuroleptanalgesie ihre Nachteile eigentlich erst in der postoperativen Periode bringt, aufgrund der Compliance-Veränderung u. ä.; besonders auch gegenüber der Allgemeinanaesthesie, die sicher günstiger zu sein scheint. Ich habe das nicht untersucht, aber die Literatur besagt das. Ein ganz wesentlicher Punkt für die postoperative Periode ist die postoperative Schmerzfreiheit, und da gibt es ja eigentlich keine Diskussion mehr, welches Verfahren da in Frage kommt.

FOLDES: I am very sorry, now I have to be in disagreement with my good friend Prof. NOLTE. I think that of all the available balanced anesthesia and I think of all general anesthesia for poor risk and elderly patients a properly conducted neurolept-anesthesia is the optimal. Properly conducted neurolept-anesthesia means that you do not use the fixed mixture, just throw out anything you have and do not use it. This 1:50 mixture is ideal for dogs which metabolize narcotics very rapidly. The right mixture - and I could not convince the manufacturers, they all like to sell mixtures - would be 1:200. I recommend to use a single 0.1 to 0.15 mg/kg Dehydrobenzperidol and follow it with very very small, in the aged patient 10 to 20 microgram increment of Fentanyl and N_2O/O_2. I would also like to tell Prof. NOLTE, and he cannot have this information, because it was presented a week ago at the American Society of Anesthesiologists Meeting, that in contrast to Valium, which produces a significant decrease of compliance and increase of resistance, DHB decreases resistance and increases compliance. The difficulty with resistance and compliance is, that we have seen and that has been reported during anesthesia, are due to the narcotic component. I find that postoperatively the patient with DHB is very easy to nurse, he is resting peacefully, but if you talk to him, he will respond clearly and also if you need prolonged postoperative mechanical ventilation the patient under DHB adapts himself to the ventilator very easily. In our experience with many thousand cases of all the agents and methods now available, in most cases - there is nothing that is good in all cases - I prefer neurolept-anesthesia given by the techniques described.

BERGMANN: Instead of saying gas is best, we should say inhalation is best from now on?

FOLDES: I wouldn't say. I think I made that remark before, that I build my neurolept-anesthesia also around nitrous oxide. You get the most mileage and if you give neurolept-anesthesia for long, 1 h oder 1 1/2 h, you will find that you have to give very little more Fentanyl or Dolantin, which is almost as good to maintain adequate condition.

AHNEFELD: Kommen wir zur postoperativen Phase: Ist die verzögerte Extubation mit assistierter Beatmung über 1 oder 2 std und unter welchen Voraussetzungen beim Alterspatienten indiziert?

ULMER: Ich glaube schon, daß es einen Kreis von Alterspatienten gibt, die verzögert extubiert und auch längere Zeit noch beatmet werden sollten. Das sind eigentlich zwei Gruppen: einmal der pulmonologische Patient, der eine Atemwegsobstruktion hat. Er ist immer gefährdet, da er post operationem sehr rasch eine solche Neuobstruktion entwickelt. Das kann unter Umständen sehr schnell gehen, und wenn man dann intubiert hat, hat man ihn in der Hand. Das geht so weit, daß man schwere Obstruktionsattakken durch einen Überdruck einfach aufdrücken kann, wenn man auch pharmakologisch nicht mehr wirksam werden kann. Mit einem Überdruck von 20 sec in einer Druckhöhe von 30 cm Wasser kann man die Obstruktion einfach wegdrücken. Das hält für 5 bis 10 min an; in der Zeit können Sie dann pharmakologisch wirksam werden.

Der zweite Patient ist der mit dem schweren Altersemphysem, er hat keine Reserven mehr. Er hat zwar keine Obstruktion, ist aber durch die wegen der Operation veränderte Compliance und den unterschiedlichen intrapleuralen Drucken, die postoperativ häufig beobachtet werden, gefährdet. Das Atmen strengt diese Patienten sehr an, und man nimmt ihnen Atemarbeit ab, was bei diesen Alterspatienten in der postoperativen Phase sehr entscheidend sein kann.

Und schließlich möchte ich noch auf ein anderes gefährdetes Krankengut hinweisen. Es gibt cerebral geschädigte Patienten, die, wenn man extubiert, dann schon ganz gut durchatmen, und nach einiger Zeit fallen sie wieder in eine neue somnolente Phase. In dieser Phase funktioniert die Atmungsregulation sehr schlecht. Die Atmungsregulation bei den alten cerebral geschädigten Patienten ist u. U. viel anfälliger als bei jugendlichen Patienten. Sie atmen dann sehr oberflächlich und bekommen dann eine deutliche Cyanose. Solche Alterspatienten sind sehr empfindlich gegen schwere arterielle Hypoxaemien, und man kann dann u. U. tagelang danach Schwierigkeiten mit dem Herzen oder mit dem Cerebrum bekommen. Ich glaube, auch bei Patienten, die eine deutliche Sklerose haben - die pulmonal in Ordnung sind -, sollte man in den ersten Stunden nach der Operation sehr aufpassen und sich überlegen, ob man sie nicht intubiert läßt.

AHNEFELD: Prof. FOLDES sagte gestern, es ist eine Selbstverstandlichkeit, daß der Alterspatient nicht vom Operationstisch weggeht und auf der Station verschwindet. Er muß erst in den Aufwachraum, und hier hat Prof. FOLDES wieder eine gute Definition:"Der Komfort der Narkose darf nicht plötzlich abbrechen". Ich glaube, daran sollte man denken; gerade, wenn man gezwungen ist, sehr schnell auf den nächsten Patienten überzugehen.

Herr TEUTEBERG, jetzt die postoperative Phase. Welche Formen der Inhalationstherapie würden Sie bei diesen gefährdeten Patienten weiter vorschlagen?

TEUTEBERG: Ich würde vorschlagen, daß man sich in diesem Zusammenhang hauptsächlich auf eine Kombination von atemgymnastischen Übungen in Verbindung mit einer Beatmungsinhalation und Feuchtigkeitstherapie beschränkt. Man muß versuchen, dem Patienten auch in der Zeit, wo er nicht von Inhalationstherapeuten oder Physiotherapeuten "bearbeitet" wird, selbst die Möglichkeit zu geben, sich mit der erlernten Atemtherapie selbst zu korrigieren und dann diese Therapie dadurch fortsetzen, daß man durch

Überdruck, durch Medikamentenaerosole das Abhusten von Sekreten leichter macht und Atelektasenbildung verhindert.

AHNEFELD: Welche Anteile hat denn der Schmerz an postoperativen respiratorischen Komplikationen. Herr GERBERSHAGEN, wie sind Ihre Erfahrungen?

GERBERSHAGEN: Betrachtet man als postoperative Komplikationen erst einmal primär Atelektasen mit dem erniedrigten pO_2 im arteriellen Blut, oder betrachtet man postoperativ pO_2 im arteriellen Blut erniedrigt und pCO_2 erhöht, dann kann man sagen - nach Arbeiten von EPSTEIN, und auch die skandinavische Literatur hat zahlreiche Arbeiten geliefert - daß man etwa 30 % dieser Komplikationen rein auf Schmerz zurückführen kann.

AHNEFELD: Werden diese Komplikationen durch die Gabe von Schmerzmitteln begünstigt, Prof. FOLDES?

FOLDES: Here we have to be very careful. The patient who has severe pain on breathing will breathe rapidly and shallow. This is a situation where he is rebreathing a large amount of dead space air and his alveolar ventilation with same amount of minute volume will be much less than of a patient who breathes more slowly. Now, as you all know, narcotics have a tendency to depress primarily the respiratory rate, or to put it correctly, after an initial depression of the rate and the depth of respiration, that is usually, a compensatory increase in the tidal volume. So one should select very carefully a dose of a narcotic analgesic, which will reduce the rate, and because of its pain-relieving effects will allow a greater depth of respiration. However, we have to avoid doses which will depress the rate too much. Another very important point is, that instead of giving the same dose of a narcotic, let's say 6 hours apart, let's say a dose of morphine every 6 hours when the patient has good pain relief for 3 hours but also more mark of respiratory depression and then no relief for the last 2 hours, one should give after an initial loading dose, let's say 10 mg or for an old patient 6 or 8 mg or morphine, don't wait till the effect completely leaves off, but when the pain starts to recur, give one half of the original dose. This way you will get better pain relief and better all-around ventilation with less depression, that we see in the first hour or two after a full dose.

AHNEFELD: Herr GERBERSHAGEN, welche Formen und Methoden der Regionalanaesthesie können in der postoperativen Schmerzbehandlung zur Anwendung gebracht werden?

GERBERSHAGEN: Im allgemeinen kommen zwei Arten der Leitungsanaesthesie und der Regionalanaesthesie zur Anwendung: einmal die Intercostalnervenblockaden und dann zum zweiten - entschieden seltener - segmentäre Periduralanaesthesien. Intercostalblockaden sind einfach zu erlernen. Man soll sie ein paarmal unter Anleitung durchführen, und dann kann man im allgemeinen mit sehr geringem Risiko diese Blockaden anwenden. Die postoperative Pflege für die Schwestern und vor allen Dingen auf der Station ändert sich nicht. Während die segmentäre Periduralblockade, die ja im allgemeinen in Form einer Dauerblockade durchgeführt werden muß, sehr hohe Anforderungen an das Pflegepersonal stellt. Man sollte diese Methode wirklich auf Patienten, wie z. B. nach Nierentransplantationen und auf wirklich hohe Risikofaktoren-Patienten beschränken. Für alle Thoraxeingriffe und für alle Oberbaucheingriffe sind Intercostalblockaden angezeigt. Wir haben einige Untersuchungen durchgeführt und gefunden, daß die alveoläre Hypoventilation nur noch extrem selten zu beobachten ist, und deshalb sind wir natürlich für diese Methode.

AHNEFELD: Herr NOLTE, welche Mittel und in welcher Dosierung sollte man für diese beiden genannten Indikationen vorsehen?

NOLTE: Eine Bemerkung zu den Ausführung von Herrn GERBERSHAGEN: Die pflegerischen Maßnahmen bei Intercostalblockaden sind nicht nur die gleichen, sondern sie erfordern sogar weniger Aufwand; bei uns haben die Stationen nach Oberbauchoperationen spontan darum gebeten, Intercostalblockaden zu machen, da sie es dann leichter haben.

Was Mittel und Dosierung anbelangt - ich glaube, wir stimmen überein, bei den intercostalen Blockaden und der Dauerperiduralanaesthesie zu bleiben, alles andere würde zu weit führen.

Wir nehmen das Mittel, das am längsten wirkt und stellen damit die Toxicität etwas in den Hintergrund. Wir wissen, daß wir es tun, aber die Wirkungsdauer erscheint mir hier doch wichtiger, zumal wir die Dosis so gering halten wie möglich. Intercostalblockaden: pro Segment 2-3 ml für den, der es kann, für den etwas Unsicheren 4 ml pro intercostalen Nerv, und damit können Sie sich beim Bupivacain - was das längstwirkendste ist, was wir z. Z. haben - ausrechnen: überschreiten Sie möglichst nicht 2 mg pro kg Körpergewicht, dann sind Sie absolut auf der sicheren Seite. Für operative Zwecke überschreiten wir das oft, wenn wir intercostale Blockaden machen, aber das ist etwas anderes. In der postoperativen Periode genügt die angegebene Dosierung. Sie haben den Nachteil, daß Sie nachinjizieren müssen. Es gibt Kathetertechniken, die in den USA beschrieben sind, aber die sind noch aufwendiger. Die Wirkungszeiten schwanken breit, sie liegen zwischen 6 und 24 std. Wir können aber 10 bis 12 std, unter Umständen 14 std als Mittelwert annehmen (mit Bupivacain bei Intercostalblockaden). Die Untersuchungen, die Herr Wurster gegen Dolantin und Dipidolor gemacht hat, haben gezeigt, daß die Patienten nach Oberbauchoperationen bei Intercostalblokkaden am schnellsten insgesamt schmerzfrei werden und das bereits nach 1 1/2 Tagen vom Operationsende ab gemessen, also nach etwa 30-36 std verlangen die Patienten nach Intercostalblockaden keine Analgetica mehr. Das dauert bei den morphinartigen Analgetica um die Hälfte länger, da geht es bis zum 2. und 3. Tag hinein, wo die Patienten noch danach verlangen. Unterschiede in den Blutgasanalysen - wir haben keine Lungenfunktion gemacht - fanden sich statistisch nicht. Wir haben also keine Veränderungen der Blutgasanalysen bei Intercostalblockaden und den Analgetica gefunden.

Nun zur Dauerperiduralanaesthesie. Hier ist es ganz wichtig zu titrieren, wie Prof. FOLDES sagte, um mit der geringstmöglichen Menge auszukommen. Sie müssen dazu, wenn Sie postoperativ für längere Zeit Schmerzfreiheit haben wollen, einen Katheter in den Epiduralraum einlegen. Bei Mittelbauchoperationen fängt man mit einer Menge von 12, 14, unter Umständen 16 ml als Initialdosis an, wenn Sie nicht schon präoperativ diese Anaesthesietechnik genommen haben, und dann reduzieren auf etwa 2/3 der Dosis zum Nachinjizieren. Die Periduralanaesthesie mit Bupivacain hält ungefähr 6 std an. Nach unseren Beobachtungen ist hier also die Wirkungszeit geringer als bei den peripheren Nervenblockaden.

FOLDES: Just one or two very brief comments.
1. I feel that the patient, in whom we want to produce postoperate pain-relief with continous peridural block in the upper part of the abdomen and in the chest, belongs to an intensive care unit where his blood pressure can be monitored. You can't put the patient on the ward und just inject a dose of your peridural and leave the patient there. It is dangerous.

2. I agree with Prof. NOLTE that the intercostal block has a great deal to offer. Unfortunately, we don't have as yet agents which act for 24 hours. We are now working on agents which will produce a block for 18 to 24 hours and which at the same time are rapidly hydrolized when they get into the blood stream. And if we have these, I think we will using peridural block completely, because there is no danger of blood pressure with this technique. If I want to use the presently available longacting agents, it is important from the point of view of the patients comfort of not to wait until the block wears off completely. But repeat the block when there is still analgesia, because it is not very pleasant for any patient to have 10 or 12 blocks, 5 or 6 on each side, performed when he feels the pain of the needles. An if one does it this way, I think, one can use intercostal block and I would recommend it in those places where it is not possible to watch the patients blood pressure, who has received a repeat of that peridural block, and who is not in an intensive care unit.

GERBERSHAGEN: Herr NOLTE, hatten Sie sich vertan mit der operativen und der postoperativen Dosierung? Sie erwähnten 16 ml Carbostesin und dann nachher die Dosisreduzierung.

NOLTE: 12 - 14 - 16 ml für den initialen Block.

GERBERSHAGEN: Für die Operation oder nachher?

NOLTE: Für nachher. Bei der Operation, Herr GERBERSHAGEN, kommt es vor allen Dingen darauf an, in welcher Höhe. Für den Oberbauch 16 bis 17 ml, mehr aber nicht.

GERBERSHAGEN: In dem Augenblick wäre das mit diesen Mengen keine segmentäre Periduralblockade mehr, und dann kommen die Komplikationen der Periduralanaesthesie natürlich mit hinein. Herr Prof. BERGMANN sagte gerade auch, daß man meistens für eine segmentäre Periduralblockade selten mehr als 6 ml braucht.

NOLTE: Das sollte man vielleicht doch noch erwähnen. Dann müssen Sie aber auch in dem Bereich, wo Sie blockieren wollen, punktieren. Wir gehen thorakal ein und blockieren eben nur gezielt und verwenden auch nicht 0,5, sondern 0,25- bis 0,37 %ige Lösungen und geben 6 bis max. 8 ml pro Dosis Wiederholung 6- bis 8stündlich.

AHNEFELD: Herr STAUCH, wie soll die Therapie mit Kardiaca ererfolgen?

STAUCH: Man kann heute mit zwei Glykosiden auskommen; sowohl der Internist als auch der Anaesthesist. Das erste ist Digoxin, und zwar das Acetyl-Digoxin, also Novodigal oder Sandolanid, evtl. Methyldigoxin und Lanitop. Dies ist insofern schwierig, als es in der Tablette anders dosiert ist. Seit der Umstellung, die auf die Neueinführung hin erfolgt ist, sprechen wir in unserer kardiologischen Ambulanz von den Lanitopopfern. Denn die Patienten, die früher 2 x eine Novodigal und jetzt 2 x eine Lanitop bekommen, sind damit unterdosiert.

Zuerst das Digoxin, wie es als Novodigal oder Sandolanid vorliegt. Oral gibt es es als 0,2 mg. Einfachstes Schema für eine mittelschnelle Sättigung: 5, 4, 3, 2, d. h. 1. Tag, 2. Tag, 3. Tag usw. 2 Tabletten à 0,2 mg, damit sind wir nach 3 Tagen auf einem mittleren Erhaltungsspiegel.

Das zweite Glykosid, das in Frage kommt, ist das Procyllaridin, zuerst als Talusin eingeführt, und jetzt gibt es noch ein paar andere, die das gleiche enthalten.

Hier die Procyllaridin-Indikation bei bradykarden Patienten. Manchmal lassen sich AV-Blocks oder Sinusbradykardien, die auf Digitalis oder auf Digoxin auftreten, durch die Gabe von Procyllaridin vermeiden. Es ist nicht weniger wirksam als Glykosid, es ist eine reine Frage der Dosierung. Hier die Halbmilligramm-Tablette, 6, 5, 4, 3 und weiter mit 3, also einmal 5, 4, 3, 2, einmal 6, 5, 4, 3. Dies ist natürlich ein Kompromiß, denn wir können ja einen hohen Bedarf haben oder einen niedrigen. Dies ist sozusagen ein Mittelweg, der einmal mit einiger Sicherheit in der Mehrzahl aller Fälle zum Ziel führt. Damit hat man einen ordentlichen Glykosidspiegel innerhalb von 3 Tagen. Bei der normalen Operationsvorbereitung ist der Patient sowieso erst einmal 3 Tage in der Klinik, und da könnte dies durchgeführt werden.

Zusammenfassung

Mit zunehmendem Alter kommt es zu anatomischen und damit auch zu funktionellen Veränderungen der Lunge, des kardiovasculären Systems und der parenchymatösen Organe. Diese "normalen" Erscheinungen, die in ihrer Stärke nicht alleim vom Alter, sondern auch von der Konstitution und von äußeren Einflüssen abhängen, werden in den Referaten von ULMER, STAUCH und BERGMANN ausführlich dargelegt. Zugleich werden diejenigen pathologischen Störungen beschrieben, die beim alten Menschen häufig zu erwarten sind. Obstruktive Ventilationsstörungen, Coronarinsuffizienz, Angina pectoris, Coronarinfarkt, Hypertonie, Verschiebungen im Wasser-Elektrolyt-Haushalt, Eiweißverarmung usw.

Alle diese Erkrankungen bedürfen vor einer Anaesthesie einer exakten Diagnostik und intensiver Behandlung. TEUTEBERG, GERBERSHAGEN und HALMAGYI zeigen die Skala der heute zur Verfügung stehenden Behandlungsmethoden für chronisch Lungenkranke auf, die von der Atemgymnastik bis zur Beatmungsinhalation reicht. Das medikamentöse Vorgehen zur kardialen Unterstützung und die Infusionstherapie zum Ausgleich von Defiziten werden von BERGMANN eingehend abgehandelt. WERNITSCH und KESSLER sowie ARONSKI und Mitarbeiter zeigen die Vorteile der Schrittmacherimplantation zur Funktionsverbesserung des Herzens bei Überleitungsstörungen auf. Welche Vorteile und Möglichkeiten die moderne Anaesthesie für den alten Patienten bringt, wird von LEICHER und EICHHOLZ dargestellt. Aber welche der heute üblichen Anaesthesiemethoden ist im Greisenalter bei dem erhöhten Risiko nun am geeignetsten? Während FOLDES Regional- und Allgemeinanaesthesie mit bestimmten Indikationen als gleichrangig gegenüberstellt, plädiert WILSON für eine vorsichtige Kombinationsnarkose. NOLTE und Mitarb. dagegen kamen anhand statistischer Auswertung ihres Krankengutes zu der Überzeugung, daß die intra- und postoperative Komplikationsrate bei Regionalanaesthesie geringer sei als bei Allgemeinanaesthesie.

Das Round-Table-Gespräch bringt eine Zusammenfassung der vorangegangenen Referate. Es werden aber auch Einzelheiten präzisiert, die in den Vorträgen nur angeklungen waren. Nicht zuletzt gibt es Diskussionen über eine Reihe anstehender Probleme. Soll man vor einer Narkose Antihypertensiva geben oder nicht? Welches ist das beste Anaesthesieverfahren bei alten Patienten, die Regionalanaesthesie, die Neuroleptanaesthesie, die Kombinationsnarkose mit Halothan oder Penthrane? Eine Einigung kann es naturgemäß nicht geben. Jeder schwört auf die Technik, mit der er am meisten und damit die beste Erfahrung hat. Eine Diskussion, die weitergehen wird.

Summary

The process of aging involves anatomic and hence functional changes in the lungs, the cardiovascular system, and the parenchymal organs. ULMER, STAUCH and BERGMANN describe very fully these "normal" physiological changes, the extent of which depends not only on age but also on physical constitution and environmental influence. The authors also describe the pathological disturbances commonly found in elderly persons: obstructive respiratory disease, coronary insufficiency, angina pectoris, coronary infarction, hypertension, imbalance of the water and electrolyte metabolism, protein depletion, etc.

All these diseases require exact diagnosis and intensive therapy before an anesthetic is given. TEUTEBERG, GERBERSHAGEN and HALMAGYI display the range of currently available methods of treating chronic lung disease, from breathing exercises to IPPV inhalation therapy. BERGMANN discussed in detail drug regimes for cardiac support and infusions for the correction of metabolic imbalance. WERNITSCH and KESSLER, and ARONSKI and coworkers showed how pacemaker implantation can improve heart function in AV block.

LEICHER and EICHHOLZ described the potential advantages of modern anesthetic techniques for the elderly patient. However, one must ask which of the methods in current use are best suited for anesthesia in high-risk older patients. FOLDES considers both regional and general anesthesia to have equal merit, depending on the indications, whereas WILSON favors carefully adapted combination anesthesia. However, NOLTE and coworkers, on the basis of a statistical evaluation of their patients, are convinced that fewer intra- und post-operative complications occur with regional anesthesia.

The round-table discussion, while it gives a summary of the papers read, goes into more detail on some matters that were only briefly touched on in the former lectures. There were also discussions on a number of perennial problems. Should anti-hypertensive drugs be given preoperatively or not? Which procedure is best in geriatric anesthesia - regional anesthesia, neuroleptanalgesia, or combination anesthesia with Halothane or Penthrane? There will never be full agreement on such matters. Every physician swears by the technique with which he has the most experience and hence the best results. Discussion will continue.

Anaesthesiology and Resuscitation · Anaesthesiologie und Wiederbelebung
Anesthésiologie et Réanimation

Lieferbare Bände:

1 Resuscitation Controversial Aspects. Edited by Peter Safar

2 Hypnosis in Anaesthesiology. Edited by Jean Lassner

4 Die intravenöse Kurznarkose mit dem neuen Phenoxyessigsäurederivat Propanidid (Epontol). Herausgegeben von K. Horatz, R. Frey und M. Zindler

5 Infusionsprobleme in der Chirurgie. Herausgegeben von U. F. Gruber und M. Allgöwer

6 Parenterale Ernährung. Herausgegeben von K. Lang, R. Frey und M. Halmágyi

7 Grundlagen und Ergebnisse der Venendruckmessung zur Prüfung des zirkulierenden Blutvolumens. Von V. Feurstein

8 Third World Congress of Anaesthesiology

9 Die Neuroleptanalgesie. Herausgegeben von W. F. Henschel

11 Der Elektrolytstoffwechsel von Hirngewebe und seine Beeinflussung durch Narkotica. Von W. Klaus

12 Sauerstoffversorgung und Säure-Basenhaushalt in tiefer Hypothermie. Von P. Lundsgaard-Hansen

13 Infusionstherapie. Herausgegeben von K. Lang, R. Frey und M. Halmágyi

14 Die Technik der Lokalanaesthesie. Von H. Nolte

15 Anaesthesie und Notfallmedizin. Herausgegeben von K. Hutschenreuter

16 Anaesthesiologische Probleme der HNO-Heilkunde und Kieferchirurgie. Herausgegeben von K. Horatz und H. Kreuscher

17 Probleme der Intensivbehandlung. Herausgegeben von K. Horatz und R. Frey

18 Fortschritte der Neuroleptanalgesie. Herausgegeben von M. Gemperle

19 Örtliche Betäubung: Plexus brachialis. Von Sir Robert R. Macintosh und W. W. Mushin

20 Anaesthesie in der Gefäß- und Herzchirurgie. Herausgegeben von O. H. Just und M. Zindler

21 Die Hirndurchblutung unter Neuroleptanaesthesie. Von H. Kreuscher

22 Ateminsuffizienz. Von H. L'Allemand

23 Die Geschichte der chirurgischen Anaesthesie. Von Thomas E. Keys

24 Ventilation und Atemmechanik bei Säuglingen und Kleinkindern unter Narkosebedingungen. Von J. Wawersik

25 Morphinartige Analgetica und ihre Antagonisten. Von Francis F. Foldes, Mark Swerdlow, and Ephraim S. Siker

26 Örtliche Betäubung: Kopf und Hals. Von Sir Robert R. Macintosh und M. Ostlere

27 Langzeitbeatmung. Von Ch. Lehmann

28 Die Wiederbelebung der Atmung. Von H. Nolte

29 Kontrolle der Ventilation in der Neugeborenen- und Säuglingsanaesthesie. Von U. Henneberg

30 Hypoxie. Herausgegeben von R. Frey, K. Lang, M. Halmágyi und G. Thews

31 Kohlenhydrate in der dringlichen Infusionstherapie. Herausgegeben von K. Lang, R. Frey und M. Halmágyi

32 Örtliche Betäubung: Abdominal-Chirurgie. Von Sir Robert M. Macintosh und R. Bryce-Smith

33 Planung, Organisation und Einrichtung von Intensivbehandlungseinheiten am Krankenhaus. Herausgegeben von H. W. Opderbecke

35 Die Störungen des Säure-Basen-Haushaltes. Herausgegeben von V. Feurstein

36 Anaesthesie und Nierenfunktion. Herausgegeben von V. Feurstein

37 Anaesthesiologie und Kohlenhydratstoffwechsel. Herausgegeben von V. Feurstein

38 Respiratorbeatmung und Oberflächenspannung in der Lunge. Von H. Benzer

39 Die nasotracheale Intubation. Von M. Körner

40 Ketamine. Herausgegeben von H. Kreuscher

41 Über das Verhalten von Ventilation, Gasaustausch und Kreislauf bei Patienten mit normalem und gestörtem Gasaustausch unter künstlicher Totraumvergrößerung. Von O. Giebel

43 Die Klinik des Wundstarrkrampfes im Lichte neuzeitlicher Behandlungsmethoden. Von K. Eyrich

45 Vergiftungen: Erkennung, Verhütung und Behandlung. Herausgegeben von R. Frey, M. Halmágyi, K. Lang und P. Oettel

46 Veränderungen des Wasser- und Elektrolythaushaltes durch Osmotherapeutika. Von M. Halmágyi

47 Anaesthesie in extremen Altersklassen. Herausgegeben von K. Hutschenreuter, K. Bihler und P. Fritsche

48 Intensivtherapie bei Kreislaufversagen. Herausgegeben von S. Effert und K. Wiemers

49 Intensivtherapie beim akuten Nierenversagen. Herausgegeben von E. Buchborn und O. Heidenreich

50 Intensivtherapie beim septischen Schock. Herausgegeben von F. W. Ahnefeld und M. Halmágyi

51 Prämedikationseffekte auf Bronchialwiderstand und Atmung. Von L. Stöcker

52 Die Bedeutung der adrenergen Blockade für den haemorrhagischen Schock. Von G. Zierott

53 Nomogramme zum Säure-Basen-Status des Blutes und zum Atemgastransport. Herausgegeben von G. Thews

54 Der Vena Cava-Katheter. Von C. Burri und D. Gasser

55 Intensivbehandlung und ihre Grenzen. Herausgegeben von K. Hutschenreuter und K. Wiemers

56 Anaesthesie bei Eingriffen an endokrinen Organen und bei Herzrhythmusstörungen. Herausgegeben von K. Hutschenreuter und M. Zindler

57 Das Ultrakurznarkoticum. Methohexital. Herausgegeben von Ch. Lehmann

58 Stoffwechsel. Pathophysiologische Grundlagen der Intensivtherapie. Herausgegeben von K. Lang, R. Frey und M. Halmágyi

59 Anaesthesia Equipment. By P. Schreiber

60 Homoiostase. Wiederherstellung und Aufrechterhaltung. Herausgegeben von F. W. Ahnefeld und M. Halmágyi

61 Essays on Future Trends in Anaesthesia. By A. Boba

62 Respiratorischer Flüssigkeits-Wärmeverlust des Säuglings und Kleinkindes bei künstlicher Beatmung. Von W. Dick

63 Kreislaufwirkungen von nicht depolarisierenden Muskelrelaxantien. Von H. Schaer

64 Sauerstoffüberdruckbehandlung. Probleme und Anwendung. Herausgegeben von I. Podlesch

65 Der Wasser- und Elektrolythaushalt des Kranken. Von H. Baur

66 Überlebens- und Wiederbelebungszeit des Herzens. Von P. G. Spieckermann

67 Energiebedarf und Sauerstoffversorgung des Herzens in Narkose. Von D. Kettler

68 Anaesthesie mit Gamma-Hydroxibuttersäure. Herausgegeben von W. Bushart und P. Rittmeyer

69 Ketamin. Neue Ergebnisse in Forschung und Klinik. Herausgegeben von M. Gemperle, H. Kreuscher und D. Langrehr

70 Die Sekretionsleistung des Nebennierenmarks unter dem Einfluß von Narkotica und Muskelrelaxatien. Von M. Göthert

71 Anaesthesie und Wiederbelebung bei Säuglingen und Kleinkindern. Herausgegeben von F. W. Ahnefeld und M. Halmágyi

72 Therapie lebensbedrohlicher Zustände bei Säuglingen und Kleinkindern. Herausgegeben von R. Frey, M. Halmágyi und K. Lang

73 Diagnostische und therapeutische Nervenblockaden. Herausgegeben von R. Frey, M. Halmágyi und H. Nolte

74 Intravenöse Narkose mit Propanidid. Herausgegeben von M. Zindler, H. Yamamura und W. Wirth

75 Anesthetic Management of Endocrine Disease. By T. Oyama

76 Diagnostik der Narkose- und Operationsfähigkeit. Herausgegeben von H. Kronschwitz und P. Lawin

77 Herzrhythmus und Anaesthesie. Herausgegeben von H. Nolte und J. Wurster

78 Biotelemetrie — Angewandte biomedizinische Technik. Von H. Hutten

79 Coronardurchblutung und Energieumsatz des menschlichen Herzens unter verschiedenen Anaesthetica. Von H. Sonntag

80 Anaesthesie. Atmung — Kreislauf. Herausgegeben von M. Gemperle, G. Hossli und B. Tschirren

81 Wechselwirkungen von Trometamol. Von H. Helwig

82 Engström-Respirator. Herausgegeben von G. Kalff und P. Herzog

83 Anaesthesie im Alter. Herausgegeben von F. W. Ahnefeld und M. Halmágyi

84 Ēthrane. Edited by P. Lawin and R. Beer